La Acupuntura
para prevenir y curar las enfermedades

Jean-Pierre Kauffmann

La Acupuntura
para prevenir y curar las enfermedades

dve PUBLISHING

ISBN: 978-1-64699-488-5

Índice

LA PRÁCTICA

Prólogo

La medicina china tiene 3.000 años, al menos si nos basamos en la antigüedad de los textos «sagrados» que nos han legado los chinos.

Dichos textos —que tratan del «interior del hombre» y de los métodos para mantener la salud de cada uno como si se tratara de ajustar un reloj— poseen un aroma oriental conmovedor por su aparente inocencia y por el desarrollo armonioso y ágil de las explicaciones.

De ellos se desprende que el hombre es como un microcosmos cuyo ritmo se ajusta a las fluctuaciones del universo más próximo y el universo más lejano que lo rodean. Las estaciones, los ciclos lunares, los días y las noches hacen vibrar el microcosmos humano del mismo modo que cuando pulsamos las cuerdas de un instrumento siguiendo el ritmo de la pieza musical y las variaciones de la melodía. Asimismo, las circunstancias del interior del individuo, con sus perturbaciones, sus variaciones de luz y de sombra, sus alegrías y sus sufrimientos, repercuten en su salud. Pero nada de ello se debe al azar.

Nuestros antepasados atribuían los desajustes de un órgano en concreto al exceso de un determinado sentimiento o a una particular energía climática o estacional desafortunada.

A modo de ejemplo, demasiado viento era causa de malestar en el hígado, pero este mismo órgano se veía influido positivamente por el tiempo seco. El corazón es sensible a la alegría, aunque esta no debe ser demasiado intensa. También se muestra receptivo al calor, que, si es excesivo, impide su buen funcionamiento.

A lo largo del libro veremos que todos estos principios han sido sistematizados por los orientales siguiendo unas normas precisas. Aunque a menudo estas no se ajustan al espíritu occidental, no carecen de una lógica interna... con la que intentaremos familiarizarnos a grandes rasgos.

Trataremos de comprender la disposición de los meridianos de acupuntura, las líneas de fuerza que pasan bajo la superficie de la piel descritas por los chinos desde hace tiempo y cuya existencia ha sido confirmada por la ciencia actual.

¿A qué corresponden los meridianos?

¿Por qué hay un meridiano de la vesícula biliar, sobre el cual es posible tratar los cólicos hepáticos, las migrañas o los vómitos, aunque en Occidente estos síntomas no se atribuyan a la vesícula?

Vemos que se trata de la sangre que circula dentro de nosotros, transmitiendo los mensajes desde el corazón, el centro, hacia los tejidos periféricos.

La acupuntura defiende que, al lado de la sangre, pero por otros caminos, circula dentro de nosotros una energía igualmente importante que los chinos denominan *aliento*.

¿De dónde procede este aliento? ¿Hacia dónde va? ¿Cuáles son los caminos que toma?

Finalmente, veremos para qué sirve la acupuntura, los servicios que puede prestarnos y en qué campos nos resultará más útil.

Presentación general de la acupuntura

¿Por qué nació la acupuntura en China?

Sin duda, incluso hoy en día resulta extremadamente difícil responder a esta pregunta. Pero lo que sí resulta cierto es que todos los estudios sobre la historia de la acupuntura convergen hacia lo que se denomina el *Imperio del Centro...*

Según Tymowski, la acupuntura nació en el fértil valle del río Amarillo, en las costas septentrionales del mar de China. Desde el noreste, la práctica de esta medicina se extendió de costa a costa por todo el imperio, cruzó el mar de Japón y conquistó todo el Extremo Oriente.

En Europa se introduce en una época reciente, concretamente en el siglo XVIII, cuando unos padres jesuitas que estaban de misión en China vuelven subyugados por la historia de la acupuntura y, según se explica, llegan incluso a distraer a la corte del Rey Sol con anécdotas e historias referentes a ella.

Catherine Despeux, que no otorga crédito a las leyendas y realiza de forma rigurosa sus investigaciones sobre la historia de la medicina china, menciona el hecho de que bajo las primeras dinastías imperiales que se conocen —entre los siglos XVI y XI a. de C.— la medicina estaba en manos de los chamanes. La parte esencial de la terapia consistía entonces en exorcismos, encantamientos, plegarias, incluso sacrificios. A continuación apareció el uso de sustancias medicinales, además de otros métodos naturales, entre los que se encontraba el empleo de punzones de piedra con el propósito de efectuar pequeñas heridas en ciertos puntos dolorosos del cuerpo.

Catherine Despeux precisa que, según los estudios efectuados sobre los utensilios de acupuntura descubiertos en distintos lugares de China, dichos objetos tenían distintas formas y usos. Algunos de ellos —de forma plana y redondeada— se utilizaban para calentar una parte del cuerpo, otros para masajear, algunos —que tenían forma de cuchillo de un solo filo— servían para efectuar incisiones, y otros —semejantes a agujas triangulares— se usaban para hacer sangrías; por último, algunos utensilios se utilizaban para hacer incisiones en tumefacciones y abscesos.

Edicto imperial aparecido durante el reinado de los Han (siglo III a. de C.)

«Lamento todo lo que mis gentes impedidas por las enfermedades no me pagan en impuestos y trabajos obligatorios. Mi deseo es que no se les proporcionen medicamentos que los envenenan y que no resultan más útiles que los antiguos punzones de piedra.

»Deseo que se utilicen las misteriosas agujas de metal, con las que podemos conducir la energía.»

Los historiadores discuten acerca del material con que se hicieron las primeras agujas: bambú, hueso, piedra tallada, piedra pulida, metal. El orden en que se ha presentado la lista de materiales se corresponde probablemente con el orden de su aparición cronológica.

De todos modos, eso no nos explica cómo se descubrió el principio terapéutico de la acupuntura.

Hay tres hipótesis plausibles:

a) se constató de forma empírica el efecto terapéutico de ciertas heridas producidas en los combates o bien de forma accidental;

b) se observó que algunos problemas relativos a las vísceras venían acompañados de una determinada proyección sobre la capa epidérmica, con lo que se tuvo la idea de herir deliberadamente la zona de proyección con fragmentos de sílex o de piedra;

c) era costumbre en ciertos pueblos (tanto de China como de otras zonas) grabar sobre la piel determinados signos distintivos. Este gesto supersticioso o ritual tenía unas consecuencias de tipo terapéutico que primero fueron observadas y luego reproducidas. De acuerdo con esta hipótesis Ferreyrolles afirma: «Puesto que la necesidad de los signos grabados cesó con el progreso de la civilización, su uso se perdió en la mayoría de las culturas; el remedio se conservó sólo entre los chinos y sus vecinos, los japoneses, quienes consideran que las primeras instituciones son sagradas y que nada puede superar a los antepasados».

Contestamos en este punto a la pregunta que encabeza el capítulo. La acupuntura nació en China por múltiples motivos que no conocemos del todo, pero que no obstante pueden resumirse de la siguiente manera:

- *Los chinos constituían un pueblo sedentario*, interesado en los fenómenos naturales. Desde siempre, el trabajo en el medio rural se ha visto condicionado por los ritmos naturales —alternancia del día y la noche, ciclos lunares, estaciones, incidentes o accidentes meteorológicos—, que conducen a sus habitantes a una forma de pensar que engloba la idea de una compleja red de flujos de energía, idea que podría constituir una definición simplificada de la acupuntura.

- *El pueblo chino es un pueblo oriental*, y, por lo tanto, guiado por la sabiduría. La idea de un Oriente complicado, pero observador y respetuoso con las pulsaciones más profundas del universo, en oposición a un Occidente simple, pero apresurado, arrogante y desordenado, podría parecer excesiva. No obstante, permanece la idea de que los orientales se encuentran en el origen de los principios más importantes de la higiene, el uso de las plantas medicinales y la acupuntura.

- *Los chinos continúan fieles al espíritu de sus antepasados*, que pretendían que el hombre se sometiera a un orden, el mismo que el resto del mundo natural. Nunca han sostenido la idea de un hombre que se halle por encima de las leyes de la naturaleza. El hombre, en Oriente, no se encuentra en el centro del mundo sino que forma parte integrante de él. Debe observar sus leyes, comprenderlas y conformarse con ellas si desea encontrar el lugar que le corresponde dentro de la evolución del mundo. El hombre oriental no se plantea someter el universo sino adaptarse a él.

¿Dónde se esconden los textos sagrados de la acupuntura china?

Las principales obras en las que se basan incluso hoy día los acupuntores contemporáneos ni son sagradas ni están escondidas. Hay que reconocer que a lo largo de los dos últimos milenios se ha propiciado su transmisión e incluso su estudio.

Las obras capitales que fundaron la medicina china parece que vieron la luz bajo la dinastía de los Han, es decir, durante los tres últimos siglos anteriores a nuestra era y los tres primeros después de Jesucristo.

Estos textos se han fijado a partir de manuscritos más antiguos, que, en conjunto, conducen a una verdadera filosofía de la vida y de la salud, además de a una concepción extremadamente original y rigurosa de las relaciones entre el hombre y su entorno, y del hombre consigo mismo.

El primer texto, y el más conocido, se denomina *Canon interior del emperador Amarillo.* El término *interior* nos indica, de antemano, que el hombre y el funcionamiento de su medio interior forman el objeto central de estudio de esta fuente de reflexiones y observaciones.

Una vez más, a lo largo de este tratado y de otros dos, el hombre aparece íntimamente vinculado tanto al cielo que tiene encima como a la tierra que lo sostiene.

No puede ignorarse la evolución del clima, los ciclos lunares, el momento del día o del año, o la naturaleza del suelo o del subsuelo. Tampoco puede dejar de tenerse en cuenta el clima interior del hombre. Los chinos definieron muy tempranamente este clima psicológico bajo la forma de cinco sentimientos (la cólera, la alegría, la preocupación, la tristeza y el miedo), que, más adelante, comprobaremos que obedecen a una lógica más rigurosa de lo que parece.

El *Canon interior...* consta de dos partes: la primera corresponde a los *aspectos sobre la aparición de la vida*, y estudia con detalle la teoría de lo viviente a través de la exposición de sus leyes *(Su Wen)*; la segunda parte, el *fundamento del espíritu (Ling Shu)*, es más práctica y aborda las cuestiones relacionadas con la práctica de la acupuntura.

Extracto del **Canon interior**

HUANG DI: ¿Cuáles son las leyes que rigen el arte de la acupuntura?

QI BO: Es necesario seguir la ley del Cielo y de la Tierra. Al hacer punciones, hay que observar el Sol, la Luna, las estrellas, las cuatro estaciones y todas las energías de la naturaleza.

Cuando hace calor y buen tiempo, la sangre del hombre circula con rapidez, y la energía es superficial. Cuando hace frío y hay poca luz, la sangre circula de forma más lenta, y la energía es profunda.

Cuando la Luna crece, la sangre y la energía aumentan en intensidad. Cuando hay Luna llena, la sangre y la energía están en plena acción. Cuando decrece, la sangre y la energía decrecen también [...].

No es necesario efectuar punciones cuando hace mucho frío. No hace falta dispersar con la Luna nueva, ni tonificar cuando está llena ni efectuar punciones cuando decrece.

(*Su Wen*, cap. 26)

Estos textos se presentan bajo la forma de preguntas atribuidas al mítico emperador *Huang Di* y sus correspondientes respuestas en boca de su médico, *Qi Bo*. La alternancia de preguntas y respuestas hace que la lectura de la obra no sea ingrata sino, por el contrario, cautivadora, en especial para los espíritus abiertos y curiosos.

A través de la lectura de este extracto, muy general, puede observarse el espíritu que impera en todos los textos tradicionales de la medicina china: el médico no debe alejarse de la observación de la naturaleza, sino que debe estudiar cuidadosamente sus variaciones y tenerlas en cuenta a la hora de efectuar tratamientos.

La otra obra de referencia de la época es *La disciplina médica de Shennong*. No insistiremos en este tratado, que aborda la clasificación de los remedios y no la acupuntura.

Observemos, no obstante, que la primera versión de este tratado, que se perdió y después fue reconstruido y ampliado, incluía trescientos sesenta remedios, divididos en tres categorías de ciento veinte remedios cada una.

Esta cifra de «trescientos sesenta» no es fortuita, sino que responde a los trescientos sesenta grados de la revolución solar, confirmando así la profunda adecuación entre el espíritu de los textos que hay en la base de la acupuntura y las leyes de la naturaleza y de la numerología.

¿Cómo llegó la acupuntura hasta nosotros?

Para llegar desde el Oriente lejano y complejo al Occidente más sencillo y familiar, la medicina china debió superar un doble obstáculo: el del tiempo y el del espacio.

Respecto al espacio, la difusión de la acupuntura quedó durante mucho tiempo reducida a Japón y al sureste asiático, donde, siguiendo un proceso de osmosis espontáneo, fue adoptada, desarrollada y enriquecida.

Respecto al tiempo, fue necesario esperar hasta el siglo XVII para que unos jesuitas enviados como misioneros a China, después de un largo periodo de familiarización con el Imperio del Centro y sus tradiciones, regresaran y expusieran sus descubrimientos en la corte del rey Luis XVI. Entre ellos figuraban algunos de los documentos médicos que fueron reunidos por el padre Hervieu y presentados bajo el siguiente título: *Los secretos de la medicina china consistentes en el perfecto conocimiento de los polos, enviados desde China por un francés, hombre de gran mérito.*

Estas informaciones tuvieron un gran éxito, pero el carácter maravilloso y aparentemente irracional de la medicina china no obtuvo una adhesión permanente por parte del público ni de los médicos de la Francia de Descartes; debe tenerse en cuenta que la acupuntura de aquella época consistía sobre todo en una reflexoterapia aplicada a los puntos dolorosos.

No obstante, no hay que quitar mérito a los jesuitas franceses de la época, aunque sólo sea por el carácter pionero de su empresa. Además, se les atribuye la creación del término *acupuntura,* a partir del latín *punctura* («punción»). *Acus* designa la aguja, pero también la agudeza y la precisión.

Francia tuvo, por lo tanto, el insigne honor de ser la primera nación de Occidente en acoger la medicina china. ¿Podríamos ver en esta precocidad una explicación del actual dinamismo de la Escuela Francesa de Acupuntura, que se muestra extremadamente activa en los congresos internacionales en los que participa?

Después de una pérdida de popularidad de más de un siglo, el doctor Joseph Berlioz, padre del compositor Berlioz, se propuso de nuevo explorar esta técnica del Extremo Oriente y difundirla.

Pero el gran impulso de la acupuntura en Francia se debió al esfuerzo de dos... diplomáticos.

En 1863, Dabry de Thiersant, cónsul de Francia en China, publicó una obra muy bien documentada con el título de *La medicina de los chinos.*

Un poco más tarde, Georges Soulié de Morant —que primero fue corresponsal del banco Lehideux en Oriente y después cónsul de Francia en China— emprendió una considerable tarea de estudio y recopiló una minuciosa información.

Se propuso transmitir fielmente el conjunto de la teoría médica que está en la base de la acupuntura, la dialéctica del aliento, la descripción de los meridianos y la clasificación de los puntos.

Mientras continuaba practicando la medicina china, obtuvo el título de «maestro médico». Al regresar a Francia, luchó por difundir y aplicar la técnica de la que era el máximo defensor. Obtuvo el respaldo de los médicos franceses y alentó en especial el espíritu de apertura de un gran benefactor del hospital Bichat, Charles Flandin, y el dinamismo de su ayudante, Paul Ferreyrolles.

Soulié publicó en 1939 una recopilación impresionante de más de mil páginas, el *Compendio de la verdadera acupuntura china,* que fue acogido favorablemente por una parte del cuerpo médico, pero contrarió a los adeptos de la medicina oficial.

Soulié fue acusado de práctica ilegal de la medicina. No obstante, perseveró fundando una escuela, formando discípulos y trabajando incansablemente hasta su muerte, en 1955.

En la misma época, la acupuntura se implantó en Gran Bretaña, después en Italia y posteriormente en el resto de Europa. En Estados Unidos hubo que esperar hasta la aparición de los trabajos de Becker sobre los gradientes energéticos cutáneos en 1960 para que la acupuntura empezara a ser ampliamente conocida. En realidad, fueron sobre todo los médicos que habían emigrado desde China y Vietnam quienes introdujeron su disciplina en la práctica médica de ciertos estados. En el caso de África, la acupuntura fue introducida por las misiones médicas procedentes de la China Popular.

Señalemos un hecho curioso a propósito del Magreb: durante los años cincuenta, gracias a unas excavaciones realizadas en el norte de Argelia, se descubrieron entre las ruinas de una antigua ciudad romana, Columnata, algunas momias que tenían perforaciones efectuadas con punzones de piedra. ¿Significa esto que la China antigua no tenía el monopolio de la acupuntura y que esta había encontrado el punto sensible, por decirlo así, en otras culturas?

¿Cuál es el principio de la acupuntura?

El principio es muy simple: cada uno de los órganos internos del cuerpo humano está en comunicación íntima con la piel, de modo que toda afección profunda tiene una repercusión sobre la dermis, que a su vez envía informaciones hacia el interior. Dicho de otro modo, al estimular ciertos puntos del revestimiento cutáneo se establece una correspondencia con el interior, se emiten órdenes a una u otra víscera, se ralentiza o acelera una determinada función, se modifica una determinada corriente, sea cual sea su soporte: electromagnético, nervioso o vascular. Ya desde un principio se entrevé el enorme potencial que tiene una intervención de este tipo, en la medida en que sea posible o deseable. Evidentemente, no se debe actuar sin criterio, puesto que cuando se trata de la punción sobre la dermis, puede ser beneficiosa, pero también causar desastres. Es uno de los motivos por los que en un capítulo posterior recomendamos consultar preferentemente con un médico acupuntor titulado.

Empecemos por el paciente. Antes de tratarlo conviene determinar por qué ha enfermado. Los chinos establecen dos tipos de causas: las causas internas y las causas externas.

Las causas internas

Las causas internas revelan desórdenes psicológicos. En este sentido, los orientales atribuyen una gran importancia al equilibrio de los sentimientos para el mantenimiento de la salud.

Siguiendo la denominada teoría «de los cinco agentes», se distinguen cinco estados mentales que pueden identificarse con las siguientes cualidades: dinamismo, bienestar, inteligencia, rigor y prudencia. Estas cinco cualidades pueden experimentar excesos indeseables bajo la forma de cólera, alegría, preocupaciones, tristeza y miedo. Si estos se repiten, la enfermedad no se encuentra lejos, si tenemos en cuenta que:

— la cólera es perjudicial para el hígado;
— la alegría es perjudicial para el corazón;
— las preocupaciones son perjudiciales para el páncreas;
— la tristeza es perjudicial para los pulmones;
— el miedo es perjudicial para el riñón (¿no decimos, cuando alguien tiene miedo, que se hace «pis»?).

Las causas externas

Los chinos distinguen factores climáticos y factores alimentarios.

En este caso, también se trata de una cuestión de equilibrio, si tenemos en cuenta que:

— el exceso de viento es perjudicial para el hígado;
— el exceso de calor es perjudicial para el corazón;
— el exceso de humedad es perjudicial para el páncreas;
— el exceso de sequedad es perjudicial para los pulmones;
— el exceso de frío es perjudicial para los riñones.

Igualmente, por lo que respecta a la armonía de los sabores, es necesario comprender que:

— el exceso de sabor ácido es perjudicial para el hígado;
— el exceso de sabor amargo es perjudicial para el corazón;
— el exceso de sabor dulce es perjudicial para el páncreas;
— el exceso de sabor picante es perjudicial para los pulmones;
— el exceso de sabor salado es perjudicial para los riñones.

Coincidiremos en que todo no es ninguna tontería si recordamos que:

— el abuso de alcohol (ácido) comporta la cirrosis hepática;
— el abuso de café (amargo) comporta la insuficiencia cardiaca;
— el abuso de azúcar (dulce) comporta la diabetes;
— el abuso de tabaco (picante) comporta la insuficiencia respiratoria;
— el abuso de sal (salado) comporta la insuficiencia renal.

Debe tenerse en cuenta que, desde la perspectiva de la cultura china, la salud no es un bien merecido, sino el resultado de la armonización de los sentimientos, los climas y los sabores en el interior del individuo. Igualmente, este individuo debe encontrarse no sólo en armonía consigo mismo sino con el «gran plan» del cielo. ¿Qué significa esto? Es necesario aceptar la idea de que en Oriente no hay una disociación entre el hombre y el universo que se encuentra a su alrededor. Las vibraciones del cielo —que se halla por encima del hombre— así como las de la tierra —que lo sostiene— fueron minuciosamente clasificadas por los antiguos chinos. Estos atribuían características energéticas a cada momento del día, del mes, de la estación y del año.

Para hacer esto, los chinos disponían de dos series de diez y doce signos que, combinados, permitían calificar cualquier momento. Se da el nombre de *troncos* a los signos pertenecientes a la serie de diez; y *ramas,* a los signos pertenecientes a la serie de doce.

Por ejemplo: el año 1984 está calificado con la rama 1 y el tronco 1, mientras que el año 1996 será la rama 1 y el tronco 3.

La asociación de una rama y un tronco constituye un binomio que se adapta al año, al mes, al día y a la hora de manera tan ajustada y tan precisa como una etiqueta. Pero este sistema 10/12 va más lejos, puesto que se aplica particularmente, en el esquema de la medicina china, al organigrama del cuerpo humano.

En efecto, dicho organigrama presupone diez vísceras y doce meridianos, del mismo modo que el gran plan del cielo y la tierra cuenta con diez troncos y doce ramas.

Puede observarse que los nombres revisten una considerable importancia en la concepción de la medicina china, como asimismo en todos los sistemas de pensamiento tradicionales, sean orientales u occidentales.

También constatamos que se establece un estrecho vínculo entre el estado del mundo y el estado del cuerpo humano. Los chinos tenían la costumbre de considerar un país a este último. Catherine Despeux remarcó que *gobernar* y *sanar* se hallan contenidos en una misma palabra china, *zhi*.

De hecho, tanto la inteligencia como la salud llevan implícito el mantenimiento de un orden o, por lo menos, la conformidad de un orden. Si este se debilita o se destruye, conviene restablecerlo.

Ge Hong (261-341) dijo: «El cuerpo de un individuo es como la imagen de un reino; el tórax y el abdomen corresponden al palacio; los cuatro miembros, a las poblaciones y las fronteras; las articulaciones son los funcionarios, el espíritu vital es el soberano; la sangre, los ministros; y el aliento, el pueblo».

¿Qué es la energía?

En la cita con la que concluye el capítulo anterior aparece un concepto importante de la medicina china: el aliento.

El aliento

Es el transmisor de la vida. Si el aliento no se encuentra presente, la vida no puede desarrollarse. Es lo que anima a todo organismo vivo, hasta el ser más minúsculo le debe su respiración. En el movimiento del aliento siempre se suceden una inspiración y una espiración, un *nacimiento* y una *muerte*. La muerte es tan necesaria en el ciclo de la vida como el nacimiento. ¿No decimos que expiramos en el momento de morir?

El principio binario del yin y el yang funciona del mismo modo. Es la necesidad de una alternancia de respiraciones, unidas aunque disociadas: una alternancia de inspiración y espiración para impulsar el movimiento de la vida. ¿Quiere decir esto que para los chinos no existe la unidad? No, pero la unidad en sí misma no puede identificarse con un estado fijo, sino que responde a un equilibrio, a una complementariedad.

Un yin y un yang, esto es el Dao

El Dao designa la gran unidad, el principio organizador de toda acción, donde todo regresa en una ida y vuelta sin fin.

El ideograma que designa el *qi* (aliento) representa los «vapores que surgen de la tierra y se forman en lo alto, la región de las nubes».

El diccionario *Ricci*, la «biblia» de todos los virtuosos de la ideografía, da como equivalentes de la palabra *aliento*: «vapor, emanación, vida que anima el cuerpo humano, el elemento más sutil que entra en la composición de todo ser».

El aliento no concierne solamente al ser humano, pero se encarna, se materializa, cristaliza específicamente en él, puesto que en sí mismo contiene las potencialidades, si no de lo divino (término ausente del idioma chino), sí al menos de lo celeste o lo imperial.

El aliento se divide en diversas respiraciones que suben, descienden, quedan sujetas, se separan, y se escapan para formar volutas que el hombre, debido a su morfología y a su comportamiento, es llamado a reproducir.

El paso del aliento a la sangre, de lo informe a la forma, de la energía a la materia (estos dos últimos términos pertenecen al lenguaje científico moderno, pero están ausentes de la lengua tradicional china) se produce por coalescencia, por condensación y por mutación.

Esta visión revela sorprendentes conocimientos, puesto que el Occidente cientificista terminará por aceptar la idea de la continuidad de la materia y la energía en el siglo XX con la aportación de Einstein ($e=mc^2$), reencontrando de este modo la idea de continuidad de lo informe y la forma de los primeros chinos.

¿De dónde procede el aliento?

Para nuestros antepasados, todo procede del caos primitivo: el aliento apareció cuando se produjo una diferenciación en la sopa originaria. Volvemos a encontrarnos con la idea de que el uno produjo el dos, después el múltiplo, permitiendo así la manifestación de las cosas. No hay nada que se manifieste sin dualidad, que se resume en el equilibrio del yin y el yang, la ida y la vuelta.

Caos significa *gas*: el gas es a la vez el uno y el múltiplo, el todo y la parte. La sopa proteiforme que había en el origen contenía en sí misma todas las manifestaciones, lo que los chinos denominaban «los 10.000 seres», desde los más minúsculos a los más fantásticos, pasando por todas las especies conocidas de los reinos vegetal y animal.

La cualidad esencial del aliento es por tanto surgir; después, diferenciarse y purificarse. A partir de ahí, en lo que concierne al hombre, aparecen un arriba y un abajo, una izquierda y una derecha, un delante y un detrás; más tarde se irán desarrollando las diferenciaciones, surgirán un esqueleto, unas vísceras, unos circuitos, unas corrientes y orificios.

¿Qué significan yin y yang?

Según Jean Schatz: «El universo no es más que una serie de respiraciones». De acuerdo, pero ¿qué respiraciones? La respuesta, que ya la hemos encontramos, es un yin y un yang, es el Dao (Tao).

Si el Dao *designa el camino, la vida*, el yin y el yang señalizan este camino. No hay término sin punto de partida, no hay lado izquierdo sin derecho, no hay marcha hacia delante sin marcha hacia atrás.

Lo que quieren indicar los chinos con sus dos pequeños y exóticos vocablos *yin* y *yang* es la necesaria dualidad de toda manifestación viviente.

El *carácter yang* designa, en la escritura china antigua, *la vertiente soleada de la colina,* mientras que el *carácter yin designa la vertiente umbría de la colina.*

Al entrar en detalles, constatamos que la parte derecha del ideograma que representa el yang muestra a la vez el «sol por encima del horizonte» y unas «banderolas agitadas por el viento». En la parte derecha del yin hay una «agrupación de nubes».

Así pues, el yang califica aquello que es luminoso, claro, límpido, animado, móvil y coloreado, mientras que el yin designa lo umbrío, oscuro, sin brillo, turbio, estancado. Pero nada es inmutable, negro o blanco, apto para ser destruido o bien adorado, ya que los contrarios se complementan.

• En primer lugar, el yang y el yin no pueden asimilarse pura y simplemente a lo positivo y lo negativo, puesto que el yang, pese a su brillantez, ¿no es también superficial, monótono, engañoso? Y el yin, tan sombrío, ¿no es también misterioso y, por lo tanto, guarda riquezas en su seno, al mismo tiempo que es tan inexorable como la noche que sucede inevitablemente al día? Pero esto no es todo, más adelante veremos que el yin es un «tesoro», mientras que el yang es sólo un «taller»...

Así pues, yin/yang no es sinónimo de maniqueísmo.

• En segundo lugar, se intuye que el yin y el yang no están destinados a considerarse dos perros encadenados entre sí, que se sostienen porque rivalizan, que se atraen porque se sostienen. Su función mutua reside en la interpenetración, en el impulso al movimiento de uno sobre otro; como amantes o, mejor dicho, como imanes, se vivifican y se nutren, se toman y se dejan. Aquí encontramos la imagen del polo positivo y el polo negativo, ambos igualmente indispensables para que aparezca la luz, como demostró la experiencia del tubo de Crookes.

No hay día sin noche, no hay sol sin luna, ni masculino sin femenino, esta es la ley del yin y el yang, que reencuentra la ley del universo. He aquí por qué consideramos tan importante la idea de complementariedad, puesto que es más fecunda que la idea de oposición.

En medicina, el yin y el yang nos sirven para clasificar las formas, los comportamientos, los órdenes y desórdenes del cuerpo humano.

Cuando desarrollamos un síntoma, este obedece a unas reglas. Se sitúa en lo alto o en lo bajo, a la derecha o a la izquierda, delante o detrás. Aparece en la superficie del cuerpo o bien en su interior; está próximo al centro o, por el contrario, en la periferia.

Tomemos como ejemplo un dolor en el hombro. Si el dolor es sordo, profundo y constante, se trata de un dolor yin; pero si es vivo, superficial, móvil y fugitivo, será un dolor yang. Si el dolor mejora con la presión, es un «vacío»; si resulta agravado por la presión, es una «plenitud».

Al combinar ambas clasificaciones, se llega a obtener esquemáticamente un vacío de yang o una plenitud de yang, o bien un vacío de yin o una plenitud de yin; puede refinarse el diagnóstico energético observando las reacciones del dolor o del síntoma al frío, al calor, al descanso, a la actividad, a las estaciones y a los ciclos lunares.

A partir de aquí, según veremos más adelante, el acupuntor tiene a su disposición, sobre el mismo cuerpo, las palancas que accionan el organismo del paciente: son los famosos «puntos de acupuntura». Si se escogen con buen criterio, permitirán aportar al hombro dolorido que mencionábamos aquello de que carece, o bien quitarle aquello que tenga en exceso: yin o yang, frío o calor, circulación o estancamiento.

Si faltan la sangre y la energía, se las conducirá al lugar del siniestro, mientras que si se están acumulando de forma peligrosa, se las elimina; si el calor afluye, se dispersa, y si el frío se aglutina, se disipa.

De esta forma, casi todo es posible en la acupuntura... a condición de que el paciente sea examinado con regularidad. No olvidemos que el cometido de los antiguos médicos chinos era evitar que el sujeto enfermara, y no curarlo una vez dañado. Al médico se le pagaba al término del año si el paciente gozaba de buena salud hasta el 4 de febrero (fecha de comienzo del año chino).

¿Qué son los cinco elementos?

Junto con la ley del yin y el yang, la ley denominada de los «cinco elementos» constituye la base del pensamiento tradicional chino. ¿Por qué cinco y no cuatro o seis? Seis no existen, pero cuatro sí: Hipócrates distinguía el agua, el fuego, la tierra y el aire.

Los chinos conocían esta presentación cuaternaria de los elementos constituyentes de la vida. Sin embargo, preferían, por razones tanto prácticas como filosóficas, una concepción en cinco partes, según la cual:

— la madera produce el fuego;
— el fuego engendra la tierra (ceniza);
— la tierra engendra el metal (y todos los minerales);
— el metal se licúa y produce el agua;
— el agua da origen a la madera (y a todas las plantas).

A su vez, este bucle también forma parte de otro; a este ciclo de engendramiento se superpone otro ciclo llamado ciclo de dominación, en el cual los elementos se dominan de dos en dos. Así:

— la madera domina la tierra recubriéndola;
— la tierra domina el agua canalizándola;
— el agua domina el fuego extinguiéndolo;
— el fuego domina el metal fundiéndolo;
— el metal domina la madera cortándola.

De esta forma funciona la regulación necesaria para el equilibrio de las fuerzas existentes. Según el principio de la

La ley de los cinco elementos

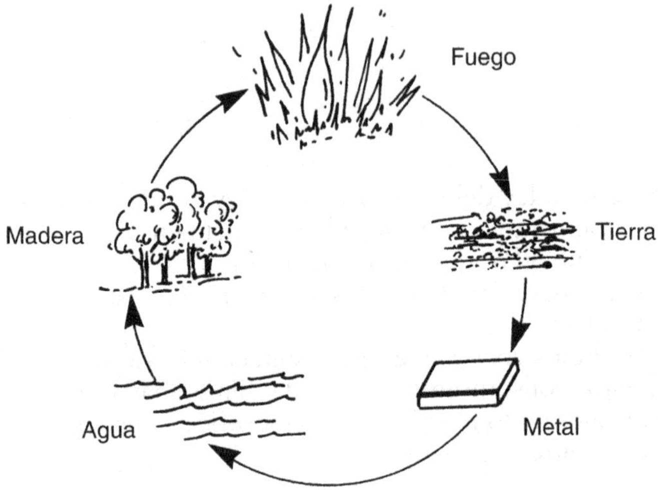

La ley de los cinco órganos

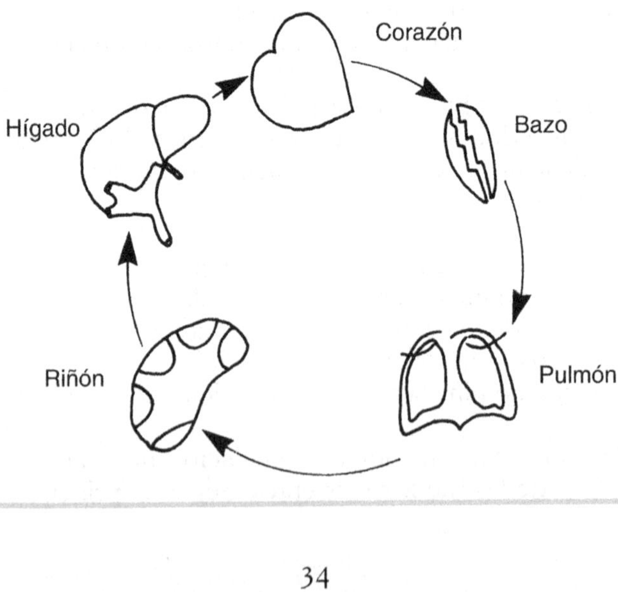

correspondencia entre macrocosmos y microcosmos, el cuerpo humano se describe de manera análoga.

En el hombre se describen *cinco órganos llenos denominados «tesoros»:*

— el hígado;
— el corazón;
— el páncreas;
— el pulmón;
— el riñón.

También se describen *cinco órganos vacíos denominados «talleres»*:

— la vesícula biliar;
— el intestino delgado;
— el estómago;
— el intestino grueso;
— la vejiga.

Los órganos llenos y los órganos vacíos se emparejan generalmente de la siguiente manera:

— hígado/vesícula biliar;
— corazón/intestino delgado;
— páncreas/estómago;
— pulmón/intestino grueso;
— riñón/vejiga.

Las parejas 1, 3 y 5 parecen asociarse de manera natural; por lo que respecta a la segunda pareja, recordemos que el duodeno, parte esencial del intestino delgado, es el «corazón» del tubo digestivo y responde al plexo «solar», el Sol que rige el corazón en las tradiciones antiguas del pensamiento.

En el caso de la cuarta pareja, observemos que la mucosa respiratoria y la mucosa intestinal están estrechamente emparentadas.

Se intuye aquí que los cinco alientos tenían múltiples aplicaciones y correspondencias, que los chinos utilizaban para comprender lo viviente y actuar sobre él.

A continuación se muestra una tabla no exhaustiva:

AGENTE	Madera	Fuego	Tierra	Metal	Agua
ALIENTO	Viento	Calor	Humedad	Sequedad	Frío
ORIENTACIÓN	Este	Sur	Centro	Oeste	Norte
COLOR Negro	Verde	Rojo	Amarillo	Blanco	
SABOR Salado	Ácido	Amargo	Dulce	Agrio	
ÓRGANO	Hígado	Corazón	Bazo	Pulmón	Riñón
ENTRAÑA	Vesícula biliar	Intestino delgado	Estómago	Intestino grueso	Vejiga
ORIFICIO	Ojo	Lengua	Boca	Nariz	Oreja
CAPA Hueso	Músculo	Vaso	Carne	Piel	
ADORNO Cabello	Uñas	Color	Labios	Pelo	
SENTIMIENTO Miedo	Cólera	Alegría	Reflexión	Tristeza	
EXPRESIÓN Suspiros	Gritos	Risas	Cantos	Llanto	

¿Qué es un meridiano?

Un meridiano de acupuntura se parece a un meridiano geográfico: es una línea de fuerza que recorre verticalmente el cuerpo humano a lo largo, uniendo una extremidad con la cabeza o con el cuello. También es la tira de piel así recorrida en la superficie y la parte correspondiente en el interior.

Se enumeran doce meridianos principales a cada lado del cuerpo, lo que da un total de veinticuatro meridianos, de modo que la analogía con la segmentación del globo terrestre es absoluta. Además, los meridianos de acupuntura no son líneas ficticias, sino los «caminos del aliento», de los que la física contemporánea está a punto de demostrar su existencia.

Los chinos habían comprendido, dos o tres mil años antes de nuestra era, que la anatomía humana no está hecha solamente de materia dura y materia blanda, de hueso y de vísceras, de mucosas y de membranas, de vasos y de nervios, sino también de corrientes; estas pueden calificarse de «electromagnéticas» para complacer a los científicos, pero se trata simplemente de caminos de vida, toda una red, una inervación, una cadena ordenada que relaciona lo alto con lo bajo, lo superficial con lo profundo, lo periférico con lo central.

En efecto, el término *mai,* que designa estos meridianos en chino, significa «filón, cadena de montañas, alineación, polos, nervadura».

¿A qué responden estos doce meridianos?

Los meridianos responden a vísceras y a funciones. La lista de los meridianos de la acupuntura china es la siguiente:

1. meridiano del pulmón;
2. meridiano del intestino grueso;
3. meridiano del estómago;
4. meridiano del bazo y del páncreas;
5. meridiano del corazón;
6. meridiano del intestino delgado;
7. meridiano de la vejiga;
8. meridiano del riñón;
9. meridiano del amo del corazón;
10. meridiano de los tres hogares;
11. meridiano de la vesícula biliar;
12. meridiano del hígado.

Las vísceras son diez, mientras que los meridianos son doce. ¿Dónde se encuentra pues el error?... Sólo es aparente: a cinco parejas de dos vísceras se asocian seis parejas de dos meridianos. Estos últimos, los «fuera de víscera», aparecen en la lista anterior. Son los meridianos del «amo del corazón» y de los «tres hogares». Ambas entidades son, según los chinos, «el nombre, pero no la forma». Esto significa que desempeñan un papel muy concreto en el organigrama del cuerpo humano (papel que podría compararse, según una visión que no obstante resulta muy simplista, al de un regulador de temperatura y de presión), sin haber adoptado la forma de un órgano.

De los doce meridianos, seis recorren la parte superior del cuerpo y otros seis la parte inferior. De los primeros, tres recorren la cara dorsal del brazo y otros tres la cara anterior. De los segundos, tres recorren la cara exterior de la pierna y otros tres la cara interior.

Solamente los meridianos yang (2, 3, 6, 7, 10 y 11) se unen con la cabeza, llamada «cielo del hombre».

Los meridianos yin (1, 4, 5, 8, 9 y 12) terminan en la parte superior del tronco.

Si se coloca a una persona de pie, de espaldas al norte, los brazos levantados y las palmas hacia delante, los meridianos yin suben de la tierra hacia el cielo (que no llegan a alcanzar), mientras que los meridianos yang descienden del cielo hacia la tierra.

Dicho de otro modo, los meridianos yin contribuyen a hacer subir los alientos, mientras que los meridianos yang contribuyen a hacerlos descender. Los doce meridianos de acupuntura dibujan pues una red de comunicación extremadamente sofisticada y compleja, pero según un orden sumamente racional a pesar del lenguaje florido de los chinos.

¿Cómo puede utilizarse esta red? Esto es lo que poco a poco vamos a descubrir en estas páginas.

¿Dónde están los puntos?

Los puntos de acupuntura se encuentran sobre los meridianos que acabamos de mencionar. Su número teórico es de 360 (en la práctica, 361), que se corresponde con el número de grados de que consta un círculo y los grados de la revolución del Sol. Se reparten de forma irregular sobre los doce meridianos.

De este modo se distinguen:

— 11 puntos sobre el meridiano del pulmón;
— 20 puntos sobre el meridiano del intestino;
— 45 puntos sobre el meridiano del estómago;
— 21 puntos sobre el meridiano del bazo y del páncreas;
— 9 puntos sobre el meridiano del corazón;
— 19 puntos sobre el meridiano del intestino delgado;
— 67 puntos sobre el meridiano de la vejiga;
— 27 puntos sobre el meridiano del riñón;
— 9 puntos sobre el meridiano del amo del corazón;
— 23 puntos sobre el meridiano de los tres hogares;
— 44 puntos sobre el meridiano de la vesícula biliar;
— 14 puntos sobre el meridiano del hígado.

A estas 309 unidades se unen los 24 puntos del «vaso de la concepción» (línea mediana anterior del cuerpo) y los 28 puntos del «vaso gobernante» (línea mediana posterior del cuerpo), con lo que en total suman 361 puntos.

En realidad, el número y la topografía exactos de los puntos parecen haber variado en el curso de la historia. Se han encontrado pocos vestigios de ellos antes de la época clave de los Han (siglo III a. de C.). Recientemente se han exhumado unas láminas de madera que revelan tres puntos principales:

el *San Li* (estómago 36, situado bajo la rodilla); el *Fei Shu* (vejiga 13, situado a la altura de la 3.ª vértebra torácica) y el *Yong Quan* (riñón 1, en la planta del pie).

Actualmente, la nomenclatura internacional reconoce más de 800 puntos, sin contar los puntos de la oreja, pero el cañamazo original de 360 puntos «ortodoxos» permanece imponiendo su superioridad práctica.

El punto de acupuntura no corresponde exactamente a la definición matemática de la palabra; a saber, la intersección de dos líneas ficticias, puesto que ocupa una pequeña superficie sobre la piel. Se trata de un «lugar del cuerpo», retomando la expresión de Leprestre, o «lugar de la dermis»: donde se encuentra un punto, la piel tiene una ligera depresión, y forma un hundimiento que un dedo experimentado encuentra sin dificultad.

Los fisiólogos modernos han reconocido la existencia de estos lugares en la dermis, identificándolos con chimeneas neurovasculares que se entrecruzan dentro de la piel y por debajo de ella.

En la superficie, puede considerarse que el punto de acupuntura abarca una zona que ocupa de uno a varios milímetros cuadrados. Su profundidad varía según la localización. Es evidente que un punto cercano a una uña tiene un tamaño bastante más reducido que un punto que esté situado sobre el abdomen.

Los puntos siempre están en correspondencia con marcas anatómicas concretas, habitualmente una protuberancia ósea o un intersticio intermuscular. Por este motivo no son más difíciles de localizar en un paciente grueso que en un paciente delgado.

El punto de acupuntura se designa en el idioma chino según distintos ideogramas:

— *xue* significa una casa excavada en la tierra, caverna o gruta;
— *yu* significa responder afirmativamente, decir sí y también triunfar, curar;
— *shu* tiene el sentido de transportar u ofrecer un tributo.

El sentido y la utilidad del punto se dejan ver a través de la utilización de estos caracteres. Se comprende que el punto parece un receptáculo donde el aliento colisiona, se fija, encuentra su origen o su término. A partir de este «pozo» de aliento, todas las comunicaciones y, por tanto, todas las armonizaciones son posibles.

El punto es una entrada en el gran ordenador humano. Forma parte de un programa extremadamente sutil y personalizado que el acupuntor puede descifrar y eventualmente restituir o regular según crea necesario.

No todos los puntos tienen la misma importancia. En cada meridiano hay un grupo de cinco puntos «antiguos», situados siempre en los extremos de los miembros, que rigen el meridiano. Por este motivo el acupuntor estimula numerosos puntos de los pies y las manos. Estos puntos antiguos actúan especialmente sobre las correspondencias de los cinco elementos citados al principio de este libro.

• *Ejemplo:* Usted presenta un dolor de cabeza punzante en el extremo exterior de la ceja, que apenas calma la oscuridad y la aplicación de una compresa fría. Se trata de una plenitud de yang/calor en el trayecto del meridiano de los tres hogares. El acupuntor intentará estimular el punto de calor del meridiano TF 6, situado en la parte inferior del antebrazo, en la cara dorsal.

Cinco puntos antiguos sobre cada uno de los doce meridianos suman sesenta puntos de mando, sesenta puntos principales cuya utilidad es evidente en la práctica. Sin embargo, no debemos creer que los otros puntos desempeñan un papel subalterno. Cada uno de los trescientos puntos restantes posee un nombre, una localización precisa, una función y un número determinado de indicaciones.

• *Ejemplo:* El punto número 18 del meridiano del riñón, el *shi guan* (barrera de piedra), se encuentra situado sobre el vientre, a ambos lados de la mediana vertical que une el ombligo con la base del tórax a media altura.

La propiedad de este punto consiste en liberar el exceso de agua que encharca el suelo pélvico, de ahí el nombre de «barrera».

He aquí las indicaciones que señala Soulié de Morant:

— cabeza caliente y pies fríos;
— intestino grueso: estreñimiento;
— congestión de los órganos genitales (mujeres: «sangre mala» que permanece en el útero; hombres: prostatitis);
— llorar al escuchar música;
— soñar con agua corriente;
— síntomas agravados por la humedad, el mar o el río.

Al examinar esta lista, se comprende lo que significan las indicaciones. Se trata de liberar el exceso de plenitud de un elemento, el agua (o su equivalente coloreado, la sangre), que tiene tendencia a estancarse en la parte inferior del cuerpo (pelvis, pies) e influye en lo mental.

Según los chinos, el estreñimiento entra en esta situación de «éstasis inferior». Que estas situaciones se agraven por la influencia del mar y la humedad, la lágrima fácil y los sueños con agua parece demostrar que tiene algo que ver con el flujo de un líquido.

Mediante este ejemplo, se observa que un punto de acupuntura posee una coherencia, una justificación, una importancia tan única como el individuo a quien se va a puncionar. No está allí por casualidad, sino que parece participar en un programa adaptado a todas las situaciones que encuentran el cuerpo y el espíritu en la aventura de la vida.

¿Cómo es una aguja de acupuntura?

La aguja ha evolucionado mucho desde que empezó a tener usos terapéuticos. Se dice que a los antiguos punzones de piedra les sucedieron la flecha de bambú, de hueso y, finalmente, la aguja de metal.

Nuestros antepasados conocían nueve tipos de agujas, cuyo nombre, forma y denominación son testimonio de las preocupaciones metafísicas de los médicos de la época.

- *Aguja n.º 1:* cabeza en punta de flecha con la que se toca suavemente el punto; correspondiente al cielo. Se empleaba, pues, para liberar los excesos de sangre en la cabeza.

- *Aguja n.º 2:* cabeza redonda, correspondiente a la tierra. Parece que se empleaba para tratar a los niños. Siguiendo la analogía, probablemente servía para masajear la planta del pie (pie: tierra del hombre).

- *Aguja n.º 3:* aguja con tope, correspondiente al hombre. Se utilizaba para sangrar los vasos capilares en la superficie.

- *Aguja n.º 4:* triangular, correspondiente a las estaciones. Se empleaba para sangrías.

- *Aguja n.º 5:* aguja-sable, correspondiente a las notas musicales. Se solía utilizar para efectuar una serie de incisiones en los abscesos.

- *Aguja n.º 6:* fina y corta, correspondiente a las doce articulaciones (articulación: meridiano). Se usaba para atraer la energía defensiva a la superficie en el caso de los artríticos, aquellos que sólo son «piel y huesos».

- *Aguja n.º 7:* fina y larga, correspondiente a los planetas. Se solía utilizar fundamentalmente para estimular la energía nutricia, más profunda.

- *Aguja n.º 8:* muy larga, correspondiente a los ocho vientos (viento: dirección del espacio). Estaba destinada a tratar las afecciones antiguas y profundas.

- *Aguja n.º 9:* aguja llamada «de fuego», hecha en realidad de cobre, que se calentaba. Responde a los nueve «espacios» y se empleaba para el tratamiento de las afecciones musculotendinosas. Con esta última aguja se mencionó por primera vez el tipo de metal. El cobre se consideraba un metal precioso, inmediatamente después del oro y la plata. A los dos primeros metales se les atribuían virtudes particulares: *el oro llama al aliento o lo tonifica; la plata, lo dispersa.*

Hoy en día, el prestigio de los metales preciosos ha retrocedido, incluso en una disciplina tan tradicional como la acupuntura. Debe reconocerse que el acero constituye una aleación con propiedades notables. Por este motivo, incluso los chinos han abandonado el oro y la plata a favor del acero. Las ventajas de este residen en su facilidad de manejo y en su fiabilidad: las agujas hechas con este material son sólidas, flexibles, duras y no se desgastan fácilmente. Además, no resultan caras, lo que posibilita la utilización de material desechable en grandes cantidades.

Una forma de aguja tradicional que todavía se emplea actualmente es la *flor de ciruelo*: consiste en una serie de pequeñas agujas cortas montadas sobre una única base flexible. Se aplican pequeños golpes repetidos sobre una zona endurecida o con nódulos: la flor de ciruelo hace maravillas en el tratamiento de ciertos lumbagos acompañados de la presencia de nódulos intermusculares.

Las técnicas de la era moderna proponen conectar las agujas a circuitos eléctricos, con el fin de medir y cuantificar las dosis de energía. Esta técnica, aunque sea atractiva, no parece que aporte ninguna eficacia adicional en comparación con la técnica tradicional de la aguja simple. Algunos puntos necesitan ser tratados mediante el calor, pero la aguja es fría por naturaleza, así que se puede calentar antes de su colocación, o bien después.

Todavía mejor, puede emplearse la técnica denominada *moxibustión*. Un moxa tiene el aspecto de un puro o un cono de artemisa, con la propiedad de que se consume lentamente y desprende mucho calor. Se aproxima el moxa a dos centímetros de la zona a tratar y se calienta el punto hasta que aparece un enrojecimiento.

Esta técnica resulta esencial para ciertas indicaciones o localizaciones. Así, una picadura de insecto puede ser perfectamente circunscrita y tratada por aplicación de moxas en torno al punto de la picadura.

Otra de las indicaciones clásicas, que puede conducir a la sonrisa, es el ronquido inoportuno: se llena el ombligo de sal gruesa, que se calienta con el moxa. Por lo visto, con diez sesiones de diez minutos se obtienen un resultado magnífico...

El ombligo forma parte, además del ojo, el sexo y el pezón, de las zonas prohibidas para la punción. No obstante, se recomienda calentarlo (sin sal gruesa) en determinadas situaciones delicadas. Así, los chinos creen en su eficacia en el caso de «hemiplejías sin mejora», para lo que suelen recomendar «100 moxas» sobre el ombligo.

¿Por qué los médicos chinos toman el pulso?

Tomar el pulso forma parte del examen del paciente en todas las formas de medicina. No obstante, nadie ha aportado más precisión y minuciosidad a este delicado arte que los médicos chinos, que lo han elevado a la categoría de una verdadera ciencia, bautizada como *esfigmología*.

Los orientales consideran los «vasos que laten» preciosos indicadores del estado de salud, con la misma categoría que el color del rostro y el aspecto de la lengua.

¿Cómo se toma el pulso?

Lo ideal es tratar a un paciente en ayunas, en reposo, colocado de tal forma que las manos se encuentren a la altura del corazón.

«La mañana es el mejor momento para tomar el pulso —precisa el *Su Wen*—, puesto que entonces la energía yin dormita y la energía yang todavía no se ha levantado.»

Cuando el sujeto se encuentra ya en estas condiciones «basales», el acupuntor puede empezar a trabajar. Se toma el pulso de la arteria radial, al nivel de la muñeca.

El método habitual consiste en tomar el pulso con tres dedos (índice, medio y anular) simultáneamente en los lados derecho e izquierdo.

Esto representa seis localizaciones distintas, tres a la derecha y tres a la izquierda, denominadas *pie*, *barrera* y *pulgar*.

El médico toma el pulso apoyando ligeramente los dedos, después con más fuerza.

En total, estas dos maniobras efectuadas con tres dedos sobre cada una de las dos muñecas del paciente permitirán recoger doce sensaciones: tres sensaciones profundas y tres sensaciones superficiales, a la derecha; y tres sensaciones profundas y tres sensaciones superficiales, a la izquierda.

Estas cifras no se deben al azar. Se trata de comprobar el estado energético de las vísceras:

— el corazón y el intestino delgado se aprecian en el «pulgar» izquierdo;
— el pulmón y el intestino grueso se aprecian en el «pulgar» derecho:
— el hígado y la vesícula biliar se aprecian en la «barrera» izquierda;
— el bazo/páncreas y el estómago se aprecian en la «barrera» derecha;
— el riñón y la vesícula se aprecian en el «pie» izquierdo;
— El *Ming Men* se aprecia en el «pie» derecho.

El *Ming Men* designa, según la visión china, el *motor del hombre* o, mejor dicho, el aliento original y específico que caracteriza a cada individuo; se encuentra en relación con los «tres hogares», cuya misión es vivificar el conjunto del organismo. Esta vivificación es esencial en el pensamiento chino, puesto que está relacionada con el agua y el fuego «sagrados», que determinan la conducta de cada uno. Tomar el pulso no es simplemente una tradición, puesto que se trata de conocer el estado del paciente, tanto globalmente como en sus detalles, en la superficie y en profundidad.

El estado del pulso varía según el sexo: en el hombre, el pulso izquierdo es preponderante, mientras que en el caso de la mujer es el derecho.

Puede variar según las estaciones:

— en primavera, el pulso se dice que está «en cuerda»;
— en verano, el pulso se dice que está «en gancho»;
— en la estación 5.ª, está «flexible»;
— en otoño, está «en pelusa»;
— en invierno, está «en piedra».

Su frecuencia es de cinco pulsaciones por cada ciclo respiratorio.

El ritmo debe ser regular y apacible; la consistencia, aterciopelada y elástica «como un pollito que pone lentamente la pata en el suelo».

Los niños presentan un pulso rápido y «apresurado». Las personas de edad tienen un pulso superficial, igual que las delgadas. Los obesos tienen un pulso profundo, mientras que las mujeres embarazadas tienen un pulso escurridizo.

Un pulso izquierdo más fuerte que el derecho indica una preponderancia del yang (energía dinamizante) y un pulso derecho más fuerte que el izquierdo indica una preponderancia del yin (energía estabilizante).

Los pulsos de tipo patológico tienen mil calificaciones que no detallaremos aquí. Sin embargo, conviene saber que se pueden ver —o, mejor dicho, distinguir—, según los especialistas, pulsos flotantes, húmedos, vastos, dispersos, blandos, sumergidos, escondidos, resistentes, vacíos, tensos, ásperos...

En conclusión, tomar el pulso se integra en un examen de conjunto; es un «ojo» adicional para el médico, ya que le permite reforzar y asentar el diagnóstico.

¿Qué observa el acupuntor en un paciente que lo visita por primera vez?

El acupuntor que recibe a un paciente por primera vez debe estar calmado, descansado, tranquilo, abierto y receptivo. Debe dejar sus propias preocupaciones en la antesala, cosa no muy difícil, ya que es parte esencial de su trabajo. Su cualidad principal es la *disponibilidad.* En los momentos iniciales, deja que vengan a él las impresiones que se desprenden del paciente.

Después, analizará y ordenará sus impresiones y observaciones. *Ver, escuchar y sentir:* esta es su misión.

Desde el primer momento aparecen muchos elementos a tener en cuenta: la corpulencia del paciente, el perfil y el modelado, el color de la tez, el tono muscular, el timbre de la voz, el ritmo del habla; y la cualidad y la estructuración de su lenguaje.

La corpulencia responde a una plenitud; la delgadez, a un vacío. Un paciente fuerte y vigoroso expresa una doble plenitud de yin y de yang; un paciente blando y corpulento expresa una plenitud de yin y un vacío de yang; un paciente delgado y vigoroso expresa un vacío de yin y una plenitud de yang; un paciente delgado y falto de tono expresa un doble vacío de yin y de yang.

La cabeza y la espalda derechas expresan la fuerza del raquis y del aliento llamado «ancestral», mientras que la postración y la espalda inclinada expresan debilidad.

Todo lo dinámico muestra la fuerza del yang. Cuando esta fuerza es excesiva, se observa excitación, agitación, fiebre, locuacidad y abundancia de gesticulación: se habla entonces de *plenitud de yang.*

Todo lo carente de dinamismo expresa el predominio del yin. Si este predominio es excesivo, se observa postración, debilidad, apatía, falta de vigor, languidez y pobreza en el lenguaje y la expresión: se habla entonces de *plenitud de yin.*

Si el paciente se queja del calor, transpira y lleva ropa ligera y, además, rechaza abrigarse o cubrirse durante la sesión, se trata de la *plenitud de calor.* Por el contrario, si se queja del frío, lleva ropa cálida y ropa interior de abrigo y se resiste a quitarse la ropa, es la *plenitud de frío.*

Si la persona presenta tics, gestos incontrolables o temblores, hay un *escape de viento.*

Si la voz es fuerte, hay *plenitud de energía del pulmón;* pero si es débil y carece de aliento, hay un *vacío de la energía del pulmón.* Si su voz es ronca, hay *dificultad en el paso del aliento a la garganta.*

Si el rostro tiene color, hay *plenitud de sangre;* pero si está pálido, hay *vacío de sangre.*

El color de la piel tiene, según la medicina china, cinco matices cuyas correspondencias ya hemos visto. En resumen, recordemos que:

— el color verdoso indica debilidad del hígado;
— el color rojizo indica debilidad del corazón;
— el color amarillento indica debilidad del bazo y el páncreas;
— el color blanquecino indica debilidad del pulmón;
— el color negruzco indica debilidad del riñón.

La luminosidad del rostro constituye a menudo un indicio interesante, puesto que da testimonio de la vitalidad profunda de la persona, de la intensidad del «fuego» interior que la anima. La persona que tiene *Shien* (*Shien* designa en China «el espíritu y su cualidad») posee una expresión viva y brillante, gestos expresivos y armoniosos, y una actitud franca y segura. Los orientales piensan que «un hombre sano no tiene un mal gesto».

La tipología del rostro y el cuerpo es más compleja y sutil que los anteriores elementos de observación; los chinos han elevado esta tipología a la altura del arte. Así, el capítulo LXIV del *Ling Shu* detalla cinco tipos humanos:

• Los tipos *madera* tienen un color que tira a verde, son altos y tienen los hombros anchos, y las manos y los pies, pequeños. Son *trabajadores*.

• Los tipos *fuego* tienen el color rojo, la cabeza pequeña, el mentón puntiagudo, la espalda, los hombros, las caderas y el vientre redondeados, las manos y los pies pequeños; andan deprisa, son ágiles y activos, desprenden mucha energía. Son previsores pero susceptibles y *suelen ser incapaces de cumplir sus promesas.* Su vida es generalmente de corta duración.

• Los tipos *tierra* presentan la tez amarilla, la cabeza grande, la cara redonda, los hombros y la espalda fornidos; y los muslos y vientre, grandes. Son calmados, generosos y *no buscan honores.*

• Los tipos *metal* tienen la tez blanca, la cabeza pequeña, los hombros estrechos; y las manos y los pies, menudos. Son sencillos, minuciosos y perspicaces. *Son buenos jueces.*

• Los tipos *agua* tienen un color oscuro, la cabeza grande, los hombros estrechos y el vientre grande. Aman el movimiento y su columna vertebral es más larga de lo normal; a menudo, *no son honrados.*

Nótese que las descripciones que se ofrecen presentan siempre estrechas afinidades con el elemento de referencia.

Con respecto al color: madera/verde, fuego/rojo, tierra/amarillo, metal/blanco, agua/negro.

Con respecto a determinadas características físicas: «... altos y de hombros anchos...» (1.er tipo), ¿acaso no es esta la imagen de un árbol en primavera?; «... andan deprisa, son ágiles y activos, desprenden mucha energía...» (2.º tipo), ¿no se trata de la imagen de un fuego que crepita?; «... grande... redonda... fornidos...» (3.er tipo), ¿no es la imagen de la tierra nutricia?; «... blanca... estrechos...» (4.º tipo), ¿no es la hoja de la espada?; «... aman el movimiento...» (5.º tipo), ¿no se trata de la corriente de agua?

Con respecto a lo mental: ¿hay algún «trabajo» (1.er tipo) que supere el de la vegetación en la estación verde? ¿Qué hay más «susceptible... incapaz de cumplir sus promesas... de corta duración» (2.º tipo) que una llama? ¿Hay algo más «calmado» y «generoso» (3.er tipo) que la tierra del campo? ¿Qué mejores emblemas de los «jueces» (4.º tipo) que objetos de metal como la espada y la balanza? ¿Qué hay menos «honrado» (5.º tipo) y más engañoso que el agua de las marismas y los océanos?

Vemos que los chinos, en su descripción de los tipos humanos elementales, son más finos y precisos de lo que pudiéramos pensar a primera vista.

Junto a esta tipología general, existe la de las vísceras, que exponemos con alguna reserva, ya que los textos de referencia no siempre coinciden:

— el estado del hígado se puede apreciar en el tamaño de los globos oculares;
— el estado de la vesícula biliar se puede apreciar en el tamaño del párpado inferior;
— el estado del corazón se puede apreciar en la longitud de la cintura escapular;
— el estado del intestino delgado se puede apreciar en la finura de los rasgos;
— el estado del páncreas se aprecia en el grosor de los labios;
— el estado del estómago se puede apreciar en la longitud del cuello;
— el estado del pulmón se puede apreciar en el tamaño de los espacios subclaviculares;
— el estado del intestino grueso se puede apreciar en el tamaño de las fosas nasales;
— el estado del riñón se puede apreciar en la finura del oído;
— el estado de la vesícula se puede apreciar en la finura de los orificios de la nariz.

La inspección de la piel completa el conjunto de este examen. Puesto que habitualmente no entraña ninguna dificultad, puede aportar informaciones muy valiosas.

Una piel seca indica un vacío de líquidos orgánicos, mientras que una piel grasa refleja un exceso de humedad.

La piel puede presentar distintas marcas que también son indicadores: pecas, lunares, cicatrices, durezas, callos y panadizos.

¿Cuál es el origen de tales particularidades? ¿Sobre qué meridianos aparecen? ¿Cuál es su naturaleza? ¿Y su importancia?

Las lesiones calientes, rojas y dolorosas (como los forúnculos o el ántrax) indican un exceso de calor; las lesiones frías, consistentes, incoloras e indoloras (lipomas, verrugas y quistes) indican un retraso o una insuficiencia de aliento, lo que comporta la acumulación de materia.

Las uñas, dientes, pelo y cabello aportan información sobre la dialéctica del aliento y la sangre. Cuando esta no irriga suficientemente el cuero cabelludo, los cabellos se vuelven mates, secos y quebradizos, terminando por caer. La alopecia (desaparición del cabello) a mechones es signo de un vacío, con la participación del viento si aparece bruscamente. La abundancia de pelo indica la riqueza y calidad de la sangre: la mujer tiene menos pelo y es imberbe porque pierde sangre cada mes y, además, hay diferencias en la distribución de la sangre en ambos sexos. El estado de las uñas refleja la energía del hígado, y el de los dientes refleja la energía del riñón.

Todos estos datos, junto con el examen de la lengua y el pulso, deben complementarse interrogando al paciente, integrándolo todo en una visión general. También deben ponerse estos datos en su justa perspectiva según la situación social, geográfica y afectiva de la persona.

El *Su Wen* precisa: «Debemos preguntarnos si el paciente ha sido socialmente desarraigado, si se ha arruinado financieramente y, en fin, acerca de su alimentación, su residencia y su buena suerte o desgracias súbitas».

No interrogar al paciente acerca «del comienzo de una aflicción, una desgracia, un error en la alimentación o un estado de agotamiento» lo consideran los médicos orientales una falta grave a la buena comprensión del enfermo y la enfermedad.

Una vez precisado esto, no debe perderse de vista el principio que impera en la base de toda medicina, a saber: una agresión exterior, sea cual sea, refleja una falta de defensas interiores. Cada accidente, cada desorden y cada síntoma indica una insuficiencia de los alientos «ortodoxos», es decir, de las defensas del individuo. Si nos ponemos enfermos, nunca es, o no suele ser, tal como dice Kespi, culpa de otro (microbios, virus, ambiente o entorno), sino culpa *nuestra*. Hay que distinguir lo aparente de la causa, la rama de la raíz.

¿Cómo se desarrolla una sesión de acupuntura?

Resulta evidente que las «normas» que ofreceremos, suponiendo que existan normas, se aplican a la práctica de la acupuntura en Occidente.

Aun hoy en día, en China, no es raro que se hospitalice al paciente para tratarlo según el método ancestral. «Ancestral» no significa que esté superado. Los métodos chinos no observan ningún ritual determinado, sino unas normas y unos procedimientos que dan buen resultado.

Si conviene estimular el meridiano del pulmón a las 3 de la madrugada porque es la hora en que su energía está en el punto álgido, se despierta al paciente a las 2.55 y se procede a la punción correspondiente.

No es previsible que esto suceda en España, en las actuales condiciones en que se ejerce la medicina.

Por el contrario, en el caso de algunos pacientes es posible escoger la estación y la lunación óptimas para un tratamiento preventivo o de seguimiento.

• *Ejemplo:* un paciente tratado con acupuntura por la fiebre del heno que «explota» en mayo y junio será convocado para el año siguiente, si es posible en abril. Por otra parte, una paciente que padezca de piernas cansadas será tratada preferentemente en la Luna menguante, puesto que la energía domina la sangre en este periodo, mientras que la sangre domina a la energía durante la Luna creciente; esta última fase constituye, por el contrario, un periodo óptimo para tratar a una persona anémica. También se evita efectuar punciones en mujeres durante los dos primeros días de la menstruación, a causa del desorden energético. Finalmente, una persona adicta al tabaco que desee abandonar este hábito tendrá mejores posibilidades de éxito antes de —o durante— un periodo con menos tensiones o en vacaciones.

Una vez escogido y definido el momento y el ritmo de las sesiones, llegará el momento de abordar el tratamiento.

Algunos pacientes hacen una montaña del método de la acupuntura, bien porque les han dicho que «hace daño», bien porque conservan malos recuerdos de vacunaciones sufridas durante la infancia. Estas quejas no tienen fundamento. Si el acupuntor posee un mínimo de destreza, la colocación de las agujas no hace prácticamente ningún daño.

Las únicas excepciones están en los puntos de las extremidades y, aun así, si se ajusta la punción con la precisión y rapidez suficientes, el paciente se sentirá en la obligación de reconocer que «no hace daño alguno». No obstante, el médico habrá tomado la precaución de explicar al paciente lo que le hará, cuántas agujas le colocará y cuánto tiempo durará la sesión.

La duración de una sesión oscila entre veinte y cuarenta minutos. Con menos de veinte minutos se corre el riesgo de no ser eficaz; y con más de tres cuartos de hora se puede descargar al paciente como si fuera una batería.

Conviene tener en cuenta el temperamento de la persona. Las agujas serán más efectivas si se dejan colocadas más tiempo en una persona de reacciones lentas que en una persona hiperreactiva.

El paciente observará tal vez que el acupuntor «trabaja» las agujas después de colocarlas. Si la aguja está colocada correctamente, esta manipulación no será perjudicial. Su propósito es estimular la circulación del aliento a partir del punto de acupuntura.

Durante la mayor parte del tiempo de la sesión el paciente estará en posición de reposo, distendido. Para obtener esta distensión —de hecho, para la práctica de la acupuntura—, son deseables ciertas condiciones: silencio y discreción, luminosidad suave y calor suficiente en la habitación.

Una vez colocadas las agujas, el médico, después de comprobar que el paciente está cómodo, se ausenta de la sala para que el tiempo de colocación haga su efecto.

Una sesión de acupuntura no resulta aburrida, incluso si habitualmente sostenemos que somos incapaces de permanecer estirados media hora sin hacer nada.

Al comienzo no es extraño oír y percibir ruidos intestinales. Estos «cantos de intestinos», según la expresión que idearon los orientales, pueden considerarse los primeros indicios del trabajo de las agujas.

A continuación, el paciente se relaja inexplicablemente y es posible que llegue a dormirse. ¡Todo acupuntor se ha encontrado alguna vez a un paciente roncando y pensando que se encontraba en la cama, después de haberse pasado un cuarto de hora amodorrado!

Cuando el acupuntor quita las agujas, es posible que él y el paciente constaten un enrojecimiento de la piel en torno al punto: se trata de un indicio de sensibilidad epidérmica exacerbado, de la que convendrá sacar partido posteriormente.

Después de la sesión, el paciente puede experimentar lasitud e incluso fatiga. Esta sensación no suele ser desagradable; se parece mucho a la sensación que se experimenta después de un sano ejercicio o una larga caminata.

¿Qué enfermedades trata la acupuntura?

No es posible enumerar aquí una lista exhaustiva de las enfermedades que pueden beneficiarse de la acupuntura, aunque sólo fuera porque todavía no se han alcanzado los límites de este método.

La acupuntura está dirigida sobre todo a las *afecciones denominadas funcionales,* es decir, los desórdenes de las funciones mayores y menores del organismo: tono, equilibrio entre frío/calor, periodos de vigilia/sueño, sistema neurovegetativo, funciones de las principales vísceras, afecciones del revestimiento cutáneo y musculotendinoso.

Evidentemente, no se puede tratar una fractura, un tumor o una herida grave con la acupuntura.

Dicho de otro modo, las afecciones denominadas «lesivas» se escapan del ámbito del método y están fuera del campo de la acupuntura.

Sin embargo, en este punto caben matices. Tomemos como ejemplo el caso de un paciente que sufre de un cáncer de estómago no operable, una afección de un tipo claramente lesivo. Este paciente puede notar que algunos de los síntomas, en especial los dolores, remiten con la acupuntura, aunque ello no signifique una curación.

Igualmente, algunos estudios que se han realizado en el hospital de Saint-Jacques de París muestran la eficacia de la acupuntura al aplicarse en el tratamiento de enfermedades degenerativas del sistema nervioso tan graves como la esclerosis múltiple.

Aclarado este matiz, es necesario insistir en que el campo de la acupuntura abarca sobre todo el dolor, tanto moral como físico.

Dolor físico

La acupuntura se revela a menudo como un arma infalible contra las neuralgias, bien afecten al rostro, a las extremidades o al tronco; hace maravillas con las tendinitis, bursitis y periartritis; la migraña es una de las neuralgias más indicadas para el tratamiento con acupuntura, así como la tortícolis, el lumbago y la lumbociática.

Ocurre lo mismo con los dolores relacionados con disfunciones de las vísceras (dolores gástricos, vesiculares, cólicos, urinarios o genitales), que de ordinario se reducen con la acupuntura.

Esta eficacia no exime un diagnóstico riguroso que establezca el carácter orgánico o funcional de la afección, teniendo en cuenta que la frontera es difícil de trazar.

Dolor moral

La acupuntura es un remedio magnífico para las preocupaciones diarias, la ansiedad, el *mal de vivre* y la depresión reactiva; se ha revelado muy eficaz contra el ataque de pánico antes de un examen o una prueba, y habitualmente regula con éxito los problemas del sueño. No tiene unos resultados tan brillantes con los grandes psicóticos, esquizofrénicos, paranoicos, mitómanos y otros fóbicos. De todas formas, el actual recrudecimiento de los desórdenes psicológicos aumenta las filas de los candidatos a la acupuntura, junto a los tratamientos analgésicos tradicionales.

Al margen de estas indicaciones clásicas, en la parte más práctica de este libro volveremos a encontrar multitud de indicaciones interesantes: herpes, amigdalitis, nariz obstruida, la gripe en sus inicios, zona, hipo, mareo de los viajes, cistitis, problemas con la menstruación, palpitaciones, pesadillas...

Y a propósito de las pesadillas, la acupuntura también puede enfrentarse con las provocadas por los desórdenes de tipo alérgico, como la urticaria, la fiebre del heno, el asma, la conjuntivitis, la sinusitis, etc.

La indicación para la cual tiene más éxito actualmente es la del tabaquismo, del que volveremos a hablar más adelante.

En un futuro, su éxito estará muy relacionado con la obstetricia, revelándose extremadamente valiosa cuando se utilice más a menudo en los servicios hospitalarios especializados, sea en el transcurso del embarazo o durante el parto.

En conclusión, se trata de un método ambicioso y gratificante tanto para el paciente como para el médico, a condición de que se cumpla lo siguiente:

— que se emplee con discernimiento. Aquí daremos un porcentaje de las probabilidades de éxito para cada indicación;
— que sea practicada por un médico que garantice la fiabilidad del diagnóstico y la seguridad del paciente;
— que este último sea verdaderamente «paciente»: la eficacia de la acupuntura se apoya en la repetición de las sesiones; su acción es efectiva a largo plazo, contrariamente a otros tipos de medicina, cuya acción es más rápida y puntual.

Por consiguiente, si el lector aspira a una medicina lenta, profunda, natural y que tenga en cuenta su personalidad y temperamento, no quedará decepcionado...

¿Cuáles son los riesgos de la acupuntura?

La acupuntura es una medicina natural que se apoya en el cuerpo para regular sus desórdenes. Utiliza unos sencillos dispositivos metálicos, las agujas, para que el cuerpo enfermo vuelva a su estado normal.

La acupuntura intenta restablecer el «mapa magnético» que corresponde a un organismo, basándose en los recursos de energía de dicho organismo sin que intervenga ningún cuerpo extraño, a excepción de la aguja, que no es más que un mediador entre el cuerpo y su «programa», o entre el cuerpo y su entorno.

Todo es, por lo tanto, natural en el proceso de la acupuntura, contrariamente a la alopatía, que hace intervenir productos de síntesis externos a la química de los organismos. Ello no significa que la acupuntura esté desprovista de inconvenientes, pero no provoca efectos secundarios de forma tan brusca como lo hacen ciertos medicamentos, que provocan una úlcera gástrica o una hipertensión arterial, pérdidas de sustancia, alergias, infecciones y dependencias, por mencionar sólo los más espectaculares.

- El inconveniente más habitual en la práctica de la acupuntura es la *aprensión experimentada por un nuevo paciente,* que sólo ha oído hablar de esta terapia y hace una montaña de todo. El médico debe explicar al neófito lo que va a realizar y, si es necesario, hará una prueba sobre un punto del puño o el brazo. Este pequeño test servirá para que el paciente comprenda la benignidad y simplicidad del método.

- Algunas veces, la punción de un punto del revestimiento cutáneo ocasiona *un pequeño hematoma.* Esto indica que la aguja ha atravesado una vénula; por lo tanto, la aguja no se hallaba en el punto correcto y deberá introducirse de nuevo. En cuanto al minihematoma, no reviste gravedad y desaparecerá espontáneamente en uno o dos días. En caso necesario pueden aplicarse algunas compresas impregnadas en alcohol.

• También ocurre (cada vez menos, a medida que aumenta la experiencia del médico) que la aguja toca una rama o un filete nervioso, *provocando un dolor más o menos vivo.* Para que desaparezca la molestia, sólo hay que retirar ligeramente la aguja. La punción de un punto que se halle encima de un plano óseo puede implicar el contacto con el hueso, provocando así un choque perceptible para el oído, aunque indoloro. En este caso, también será suficiente retirar ligeramente la aguja para restablecer la normalidad.

• Un incidente que se describe con frecuencia, pero muy poco habitual en la práctica, es la *lipotimia* o *malestar:* el paciente, en un estado de agotamiento físico o nervioso, se siente mal, palidece y empieza a transpirar; el pulso se debilita y se hace más lento. Conviene entonces retirar las agujas ya colocadas y estimular los puntos E 36 y GI 10, que se encuentran bajo la rodilla y el codo (son unos excelentes agentes de «reanimación»). También se puede tomar un poco de aire fresco e ingerir dos o tres terrones de azúcar.

• *Una sesión de acupuntura puede fatigar alguna vez* al paciente. Se trata de una fatiga «sana» e indica el trabajo que ha efectuado el cuerpo bajo el efecto de las agujas; como hemos visto más arriba, el paciente experimenta la misma sensación que después de haber realizado una buena caminata.

• Después de una sesión, es posible que se produzca un *contraefecto* idéntico al que describen los físicos para algunos fenómenos electromagnéticos: los síntomas «se defienden» y se acentúa en un primer momento. Este contraefecto, aunque provoque una decepción en el paciente, debe ser considerado esperanzador para el resto del tratamiento. La repetición del programa de puntos conduce, nueve de cada diez veces, al efecto deseado, que consiste en aliviar el síntoma y no en acentuarlo.

El riesgo teórico de infecciones que acompaña a toda acción quirúrgica, aunque esta sea menor, no se da en la práctica. Se ha difundido entre el público, a propósito de la acupuntura, la idea del riesgo de hepatitis viral (en los años setenta) y, más recientemente, del sida. Tales efectos no han sido nunca observados ni descritos científicamente. La utilización de agujas de un solo uso elimina definitivamente esta posibilidad y los pacientes deben comprender que posiblemente se les ha querido alejar de un método que, por su simplicidad y por los resultados que obtiene, hace sombra al poderoso *lobby* farmacéutico.

¿Qué piensan actualmente los científicos sobre la acupuntura?

Desde hace unos quince años ha surgido una nueva generación de investigadores que, fuera de todo prejuicio, se han propuesto evaluar de la forma más precisa posible las bases científicas de la acupuntura. Sus investigaciones están orientadas básicamente en cuatro direcciones:

— la existencia de puntos y sus propiedades;
— la existencia de meridianos y sus características;
— los efectos inmunológicos de la acupuntura;
— los mediadores químicos que intervienen.

Los puntos

Niboyet (Francia, 1963) ha desempeñado un papel pionero con la medición del grado de resistencia eléctrica de los puntos, mostrando que los puntos de acupuntura ofrecen una resistencia cutánea («resistividad») claramente inferior a la del resto de la piel. Esto se corresponde con la noción ya descrita tradicionalmente de «hundimiento»: el punto se presenta como un cono hundido en la piel, constituido por tejido conjuntivo laxo, lo que explica que el dedo de la persona que manipula encuentre como un vacío en el lugar del punto. Todo acupuntor un poco experimentado conoce esta sensación.

El punto de acupuntura, como han demostrado Niboyet y Senelar, responde a una estructura anatómica un tanto singular. En el centro del cono se encuentra un grupo de filetes nerviosos y de pequeños vasos sanguíneos (especialmente, un gran número de vénulas), además de «micro-lagos» linfáticos.

El conjunto que forman, envuelto con tejido conjuntivo más laxo que en el resto del cuerpo, se conoce con el nombre de *chimenea neurovascular.*

Está claro que el punto relaciona la superficie del cuerpo con todas las vías de comunicación —nervios, arterias, venas, canales linfáticos— que recorren la hipodermis paralelamente a la piel.

El diámetro del punto de acupuntura, según Bossy, varía de 1 a 5 mm, al menos en su proyección en la superficie; su profundidad varía según el lugar del cuerpo: puede ser muy superficial (de 1 a 2 mm de profundidad), cerca de las extremidades o, por el contrario, muy profundo (algunos centímetros) en algunos puntos abdominales o de las nalgas.

Los meridianos

Mussat (Francia, 1974) ha efectuado una serie de experimentos que arrojan las siguientes conclusiones:

— existe una variación constante de potencial eléctrico a lo largo de un mismo meridiano. Dicha variación alcanza su valor máximo en los dos extremos del meridiano;
— la línea-meridiano presenta una carga eléctrica particular, medible e independiente de los tejidos que la rodean;
— una señal eléctrica que se introduzca en un punto de un meridiano se propaga a lo largo de este. La misma señal, introducida en un punto cualquiera de la piel, no se vuelve a encontrar en ningún otro punto.

Bossy ha demostrado que la velocidad de propagación de la «sensación» de acupuntura es del orden de 10 cm/s. Esta rapidez es del todo singular y no se corresponde con la velocidad de conducción ni en los nervios de las vísceras ni en los nervios somáticos.

Y también con respecto a los meridianos, Darras y Vernejoul realizaron un experimento decisivo en el hospital Necker de

París entre 1982 y 1984. Darras tuvo la idea de inyectar un marcador —el Tecnecio 31— en un punto de acupuntura situado en el tobillo, encima del supuesto meridiano del riñón (punto R 7). A continuación filmó, con la ayuda de una cámara gamma, la progresión del producto. Su sorpresa (y su satisfacción) fue constatar la migración del pequeño encharcamiento a lo largo de la pierna y después del muslo, siguiendo el trazado exacto del meridiano del riñón tal como lo habían descrito los chinos hace casi tres mil años. Todavía mejor, el tecnecio se concentró a continuación en el suelo pélvico, dibujando el contorno de la vesícula, la uretra y el riñón, según las aseveraciones de los textos tradicionales chinos. Un control efectuado en la otra pierna mostró que el trayecto seguido por el marcador no tenía nada que ver con las vías linfáticas, ni con los otros vasos sanguíneos.

Se trataba, pues, de un trazado original que todavía no se había descrito en Occidente y que corresponde en todos sus puntos al trayecto del meridiano del riñón descrito por nuestros antepasados.

Los efectos inmunológicos

Se ha observado con la acupuntura:

- un aumento de las betaglobulinas y gammaglobulinas de la sangre;
- un aumento de la leucocitosis (glóbulos blancos);
- una disminución de las inmunoglobulinas E después de aplicar la acupuntura en enfermedades alérgicas;
- un aumento de la circulación local y el drenaje linfático;
- una tendencia a la reabsorción de antígenos.

Los mediadores químicos

El canadiense Pomeranz ha demostrado que la acupuntura coincide con la liberación en el organismo de las hormonas llamadas «del placer» o endorfinas. Estas endorfinas, segregadas por ciertas zonas del cerebro bajo el efecto de la acupuntura, poseen numerosas propiedades comunes con la morfina base: efecto analgésico, aumento de la actividad onírica (sueños e imaginación), acción euforizante. Pomeranz ha demostrado que este mecanismo se bloquea con un antagonista de la morfina, la naloxona, confirmando así la intervención de las endorfinas en el transcurso de la respuesta acupuntural. Por el contrario, la naloxona no tiene ningún efecto sobre los efectos causados por la hipnosis, lo que subraya la diferencia entre ambos métodos.

Todas estas informaciones convergen hacia una justificación científica *a posteriori* de la acupuntura. No obstante, queda todavía mucho camino por recorrer, en especial para resolver el misterio de la especificidad de acción de los puntos. ¿Por qué un punto determinado, situado sobre un meridiano concreto, tiene una acción selectiva sobre las hemorroides, por ejemplo, mientras que otro punto, situado pocos centímetros más arriba del mismo meridiano, actúa en la rinitis alérgica o en los calambres?

De cualquier modo, es considerable la aportación de los investigadores franceses en el campo de la acupuntura, aportación que los convierte en interlocutores privilegiados de los chinos en los congresos internacionales de acupuntura.

La práctica

Advertencia

Tal como ya se ha dicho, no se pretende abordar en el marco de este libro todas las indicaciones de la acupuntura. Nuestro propósito es ofrecer un abanico de casos concretos que se encuentran en la práctica cotidiana, con el fin de dar una idea bastante precisa de las posibilidades del método.

Para ello, esbozaremos un cuadro con 30 situaciones o síntomas, que, en su mayor parte, le resultarán familiares.

Para cada designación se ofrece una breve descripción de la patología a tratar, indicando en ocasiones algunas pruebas complementarias a realizar (análisis, radiología, etc.), así como dos o tres remedios habitualmente prescritos. A continuación, entraremos plenamente en la acupuntura y sus posibilidades con respecto al síntoma o grupo de síntomas en cuestión. Propondremos siempre uno o dos puntos de acupuntura que pueden utilizarse en esa situación concreta, completándolo con un esquema.

También se ofrecerán algunos comentarios sobre los aspectos psicológicos, si es posible relacionándolos con la aportación de la acupuntura. Finalmente, se dará, a modo de indicación, un porcentaje de las probabilidades de éxito de la acupuntura para cada uno de los casos descritos.

Migraña

El término *migraña* indica que se trata de un dolor «hemicraneal»: el paciente presenta un dolor que ocupa la mitad del cráneo, siempre en el mismo lado, derecho o izquierdo. La mayoría de las veces, la persona se despierta muy temprano, entre las 3 y las 6 de la madrugada, con un dolor violento que puede prolongarse todo el día o incluso dos o tres días.

Este dolor afecta a menudo a la región temporal o supraorbital, acompañándose entonces de lagrimeo. Durante la crisis, el paciente está pálido, tiene náuseas y se ve muy afectado por el dolor: no soporta ni el ruido ni la luz, y no sólo aspira al reposo y al silencio sino, sobre todo, a librarse del mal.

Las pruebas complementarias (radiografías, examen del fondo del ojo o exámenes otorrinolaringológicos) no revelan *nada,* lo que distingue la migraña de los dolores de cabeza cuyo origen es neurológico (meningitis o hipertensión intracraneal), reumatológico (artrosis cervical), vascular (hipertensión arterial), otorrinolaringológicos (sinusitis) u oftalmológicos (miopía o astigmatismo no corregidos).

A menudo se encuentran antecedentes similares en los parientes por línea ascendente. Mientras los investigadores en genética no descubran una base cromosómica de este fenómeno, los psicólogos suponen que una persona con migraña es alguien a quien se le han reprimido sus aspiraciones de mando.

La frecuencia y repetición de las crisis terminan a menudo derivando a la persona con migraña al acupuntor.

• El tratamiento médico de esta «tormenta vasomotora» que es la migraña utiliza los derivados del cornezuelo del

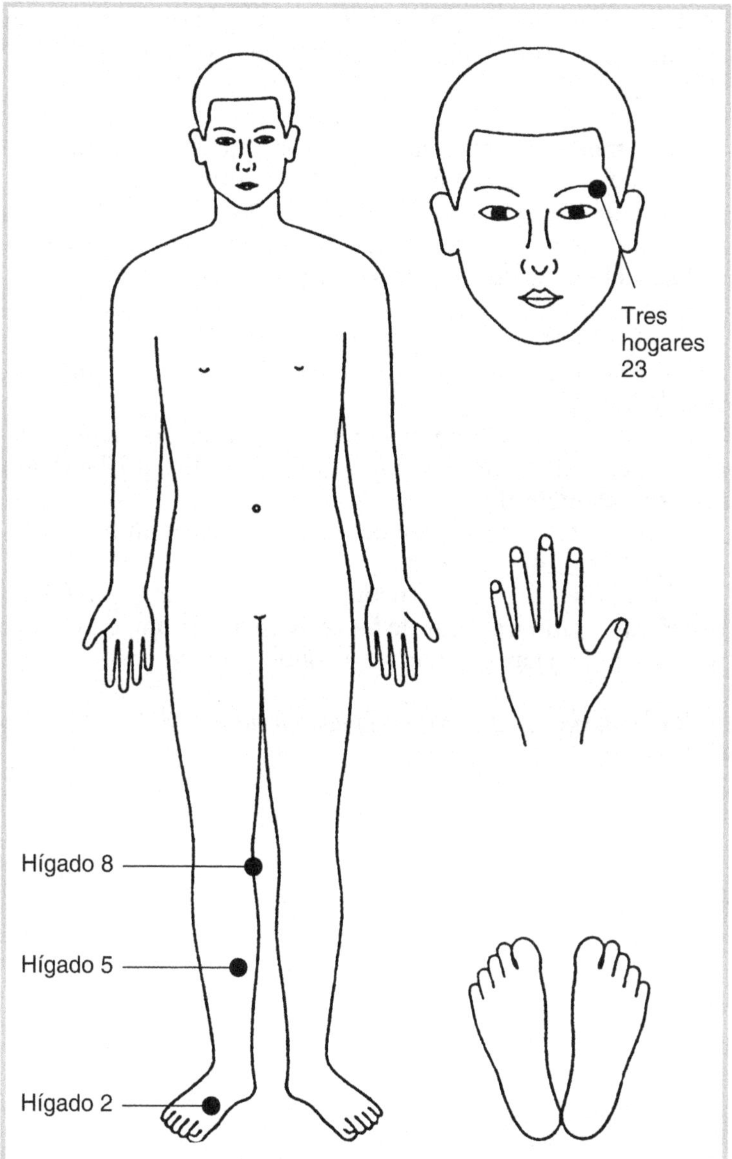
Tres
hogares
23
Hígado 8
Hígado 5
Hígado 2

centeno (derivados ergóticos, Tonopan®, Hemicraneal®), el sumatriptán (Imigran®) y los sedantes, como el butalbital (Catergot®).

• En la medicina china, la migraña se analiza como una liberación del «fuego del hígado». Dicho de otro modo, el hígado del paciente, sea por obstrucción o sea por vacío, deja escapar un aliento yang (es decir, súbito, violento y matinal, elevándose hacia el «cielo del hombre», esto es, a la cabeza).

Conviene corregir este desorden hepático (hígado 8, hígado 5, hígado 2). El punto principal del tratamiento de la crisis se localiza en el punto TF 23, situado sobre el extremo exterior de la ceja.

En caso de crisis, uno mismo puede masajearse lenta y pacientemente durante un tiempo suficiente (de 6 a 15 minutos aproximadamente).

El efecto está asegurado, pero no sustituye a un tratamiento más minucioso con un acupuntor.

Al tratamiento pueden incorporarse unas cuantas medidas dietéticas, como las curas de limón o de alcachofa, una buena masticación y la abstención de alcohol y tabaco.

• *Probabilidades de éxito con la acupuntura = 90 %*

Tortícolis

En su forma aguda, se trata de una simple contractura de los músculos del cuello (el esternocleidomastoideo y sobre todo el trapecio), a consecuencia probablemente de un movimiento brusco o de una agresión térmica o climática (frío, humedad o sequedad) que los chinos denominan «energía perversa». Si se presenta aisladamente y es fácil de describir, la tortícolis no justifica exploraciones complementarias.

• El tratamiento con medicamentos comporta, además de la utilización de calor local (mediante el secador o compresas de agua caliente), los masajes con productos antiinflamatorios (Calmatel gel®, Airtal difucrem®, Voltarén emulgel®) o la toma de miorrelajantes por vía oral (Myolastan®).

• En la medicina china la tortícolis constituye a menudo un indicio de un estancamiento o una plenitud de yin/frío al nivel del trapecio, es decir, en el camino que va desde el miembro superior al cuello y la cabeza.

El punto principal del tratamiento de la tortícolis aguda se encuentra lógicamente en el TF 15, situado en la base del músculo trapecio.

• *Psicología:* señalemos que el meridiano de los tres hogares sobre el que se sitúa el punto que hemos mencionado es el meridiano de la «carga». Ello significa que quien sufre dolores en este punto puede haber llevado una carga demasiado pesada, tanto física como moral.

• *Probabilidades de éxito con la acupuntura = 90 %*

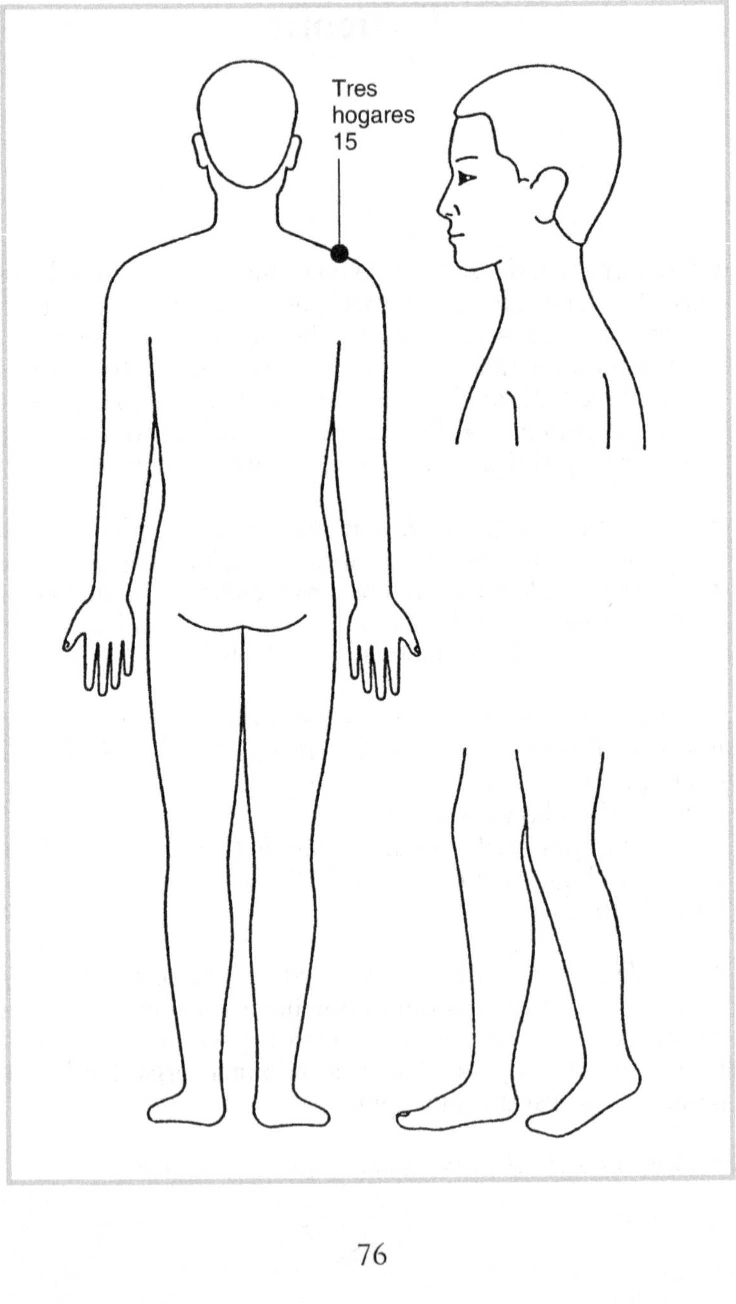
Tres
hogares
15

Tendinitis (codo)

Recordemos que un tendón constituye la parte inicial o terminal de un haz muscular y que por este motivo representa una zona de fragilidad y vulnerabilidad.

La tendinitis del codo, o «epicondilitis», es el ejemplo típico de la tendinitis de inserción: los músculos del antebrazo (supinadores, radiales) se insertan en la parte externa del hueso del codo, o epicóndilo, de ahí su nombre.

En la práctica, la epicondilitis aparece preferentemente en personas que tienen la costumbre de llevar una carga siempre sobre el mismo brazo o escribir o teclear de forma intensiva. Los aficionados al tenis, pertrechados con una raqueta demasiado pesada o repitiendo movimientos inadecuados, son igualmente muy vulnerables a la epicondilitis, lo que da origen al sobrenombre de «codo del tenista».

En su forma simple, la epicondilitis no justifica un examen complementario. Los americanos proponen para tratarla el reposo y aplicar hielo, lo cual funciona en algunos casos.

• El tratamiento con medicamentos comporta fundamentalmente el reposo de la articulación y la administración de antiinflamatorios (Voltarén®, Airtal®), no siempre eficaces y con efectos indeseables sobre el aparato digestivo.

• En acupuntura, este dolor «refinado», agravado con el movimiento y mejorado con el calor, corresponde a una hipercontractura o estancamiento del yin.

El punto que permite la recirculación fluida del aliento hacia el codo es el GI 8, situado a dos tercios del antebrazo sobre su borde exterior.

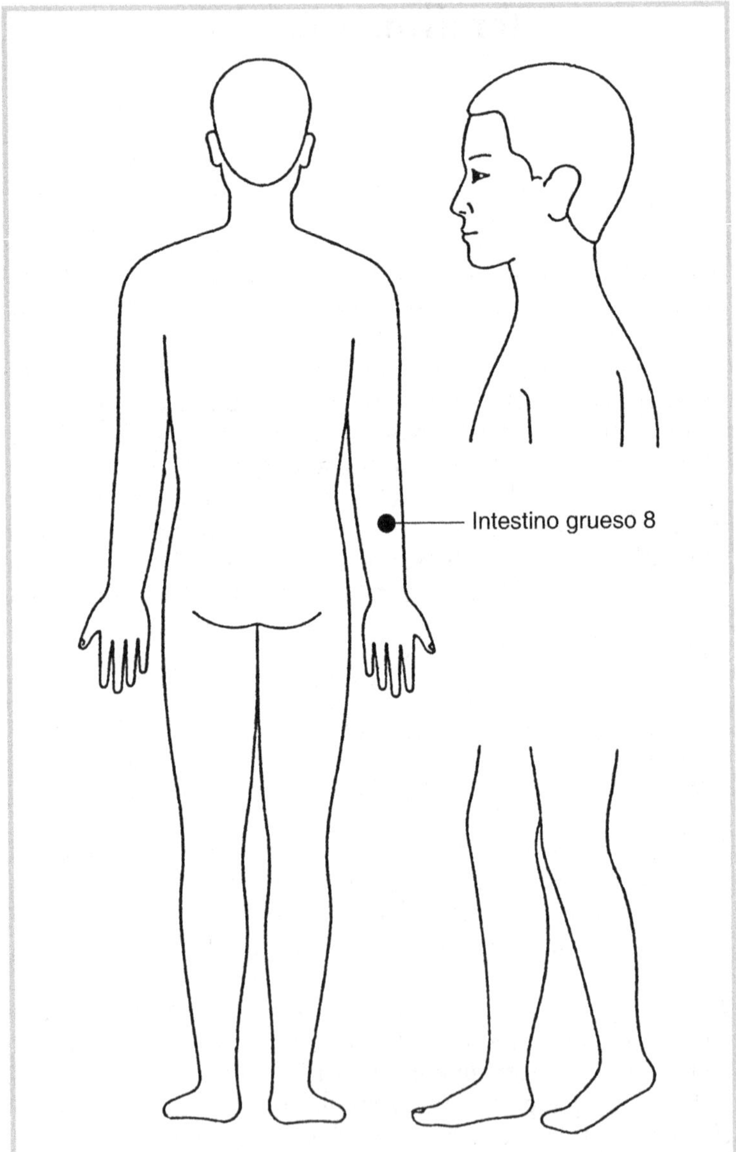
Intestino grueso 8

Puede masajearse el punto con el extremo de madera de un fósforo durante 5 o 10 minutos dos veces por día.

Es evidente que deberá abstenerse de la actividad causante de la dolencia mientras dure el tratamiento.

- *Psicología:* el punto crucial de la epicondilitis se sitúa, como hemos visto, sobre el meridiano del intestino grueso. Este es el órgano encargado de la producción de la materia fecal. Podemos inferir, aunque con alguna reserva, que quien sufre dolor en este punto presenta dificultades de concretización.

- *Probabilidades de éxito con la acupuntura = 70 %*

Lumbalgia

La lumbalgia común o «lumbago» afecta a lo que se denomina el «sobretodo músculo-ligamentoso» en la base de la espalda. Diversos factores coadyuvan a su aparición:

— un esfuerzo violento o inadecuado;
— la humedad o el frío;
— el sedentarismo;
— el exceso de peso.

El dolor se presenta como una barra extremadamente atenazante e inmovilizante, en ocasiones más fuerte sobre uno de los dos flancos. La propagación hacia abajo, hacia la nalga y el miembro inferior, lleva a hablar de lumbociática.

Una revisión radiológica se impone siempre. Raramente es negativa, puesto que todo el mundo presenta a partir de los cuarenta años un grado más o menos elevado de artrosis lumbar. La hernia discal es bastante más rara, aunque se detecta fácilmente con el escáner.

• El tratamiento clásico comporta el reposo sobre un soporte muy firme, la toma de analgésicos (Termalgín codeína®), miorelajantes (Myolastan®) e incluso antiinflamatorios inyectables (Voltarén®). Cuando remiten los síntomas, se puede contemplar el llevar una faja lumbar, la quinesioterapia y eventualmente una cura termal o una cura de talasoterapia.

• En la medicina china la lumbalgia aguda hace pensar a menudo en un estancamiento de energía yin (dolor sordo e inmovilizante acentuado por el frío y la humedad), puesto que

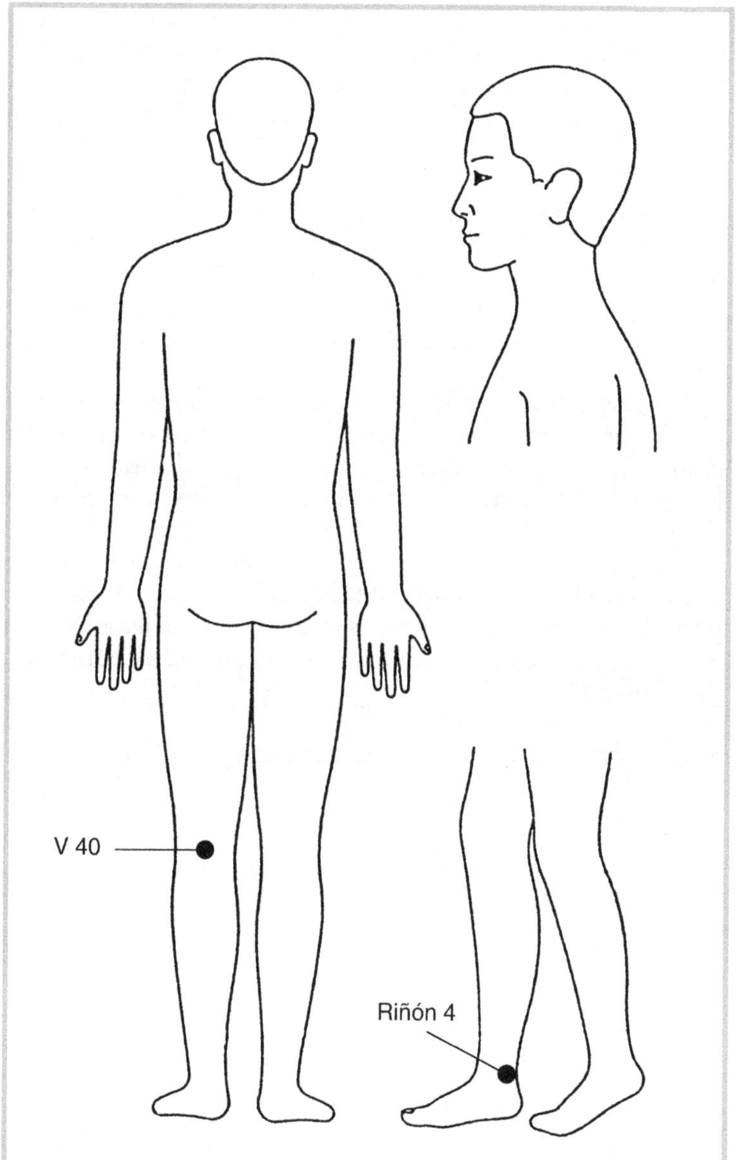
V 40
Riñón 4

un examen local descubrirá fácilmente la presencia de múltiples «nódulos» fibrosos entre la carne y la piel que demuestran la acumulación de aliento yin, de materia.

El acupuntor deberá, sobre el paciente tendido boca abajo, utilizar el martillo de agujas llamado «flor de ciruelo», que da unos notables resultados.

El punto maestro del tratamiento de la lumbalgia común, V 40, se encuentra detrás de la rodilla, en medio de lo que se denomina el «hueco poplíteo». Puede asociársele un punto excelente: el riñón 4, situado detrás del maléolo interno del tobillo contra el tendón de Aquiles.

• *Psicología:* no hay que olvidar que la zona lumbar es el lugar donde tomamos nuestra fuerza y encontramos la determinación («cíñete con fuerza si quieres salir adelante con valentía»). Es el centro de las luchas y los duelos; aquí cedemos o aquí nos rebelamos. Este es el sentido del meridiano del riñón, que acabamos de citar. Es la lucha, la revuelta, la oposición, la cristalización del «mandato» de que el hombre es portador en su lucha diaria. Es decir, una persona que sufre en este punto «paga» el rechazo a combatir. La cuestión queda planteada.

• *Probabilidades de éxito con la acupuntura = 80 %*

Herpes

Afección dermatológica relacionada con el grupo de las enfermedades virales, el herpes ataca con bastante frecuencia a los organismos inmunodeprimidos o infectados.

Se trata de una erupción de pápulas, llamada «eritematovesicular», que afecta a los orificios de la cara. Cuando se presenta una enfermedad infecciosa, un episodio de las vías genitales o una exposición al sol inoportuna, surge sobre los labios o alrededor de las fosas nasales un grupo de vesículas, con la zona irritada y de color rojizo.

El herpes irrita y causa ardor. Pertenece, por lo tanto, al «fuego», a un esparcimiento de yang liberado a partir de un vacío o un estancamiento de yin. Por este motivo, la fatiga, el periodo premenstrual y la exposición al sol favorecen su aparición, al menos en su forma nasolabial, la más frecuente. Parece justificado proceder a un análisis sanguíneo con el fin de detectar un déficit iónico o de elementos (magnesio, calcio). Dicho análisis se ampliará considerablemente si aparece una enfermedad infecciosa, de la que el herpes constituye un frecuente indicio (gripe, neumococos, meningococos).

• El tratamiento del herpes nasolabial simple comporta una desinfección con yodo (Betadine®) y la aplicación de polvos inertes a base de zinc. El aciclovir (Zovirax®) es un ungüento común para los pacientes propensos al herpes recurrente. Conviene igualmente beber mucho líquido y evitar todo lo que acreciente la combustión (alcohol, especias), así como el calor local (sol).

• El tratamiento por acupuntura debe considerarse un tratamiento de fondo, un tratamiento de base, puesto que una

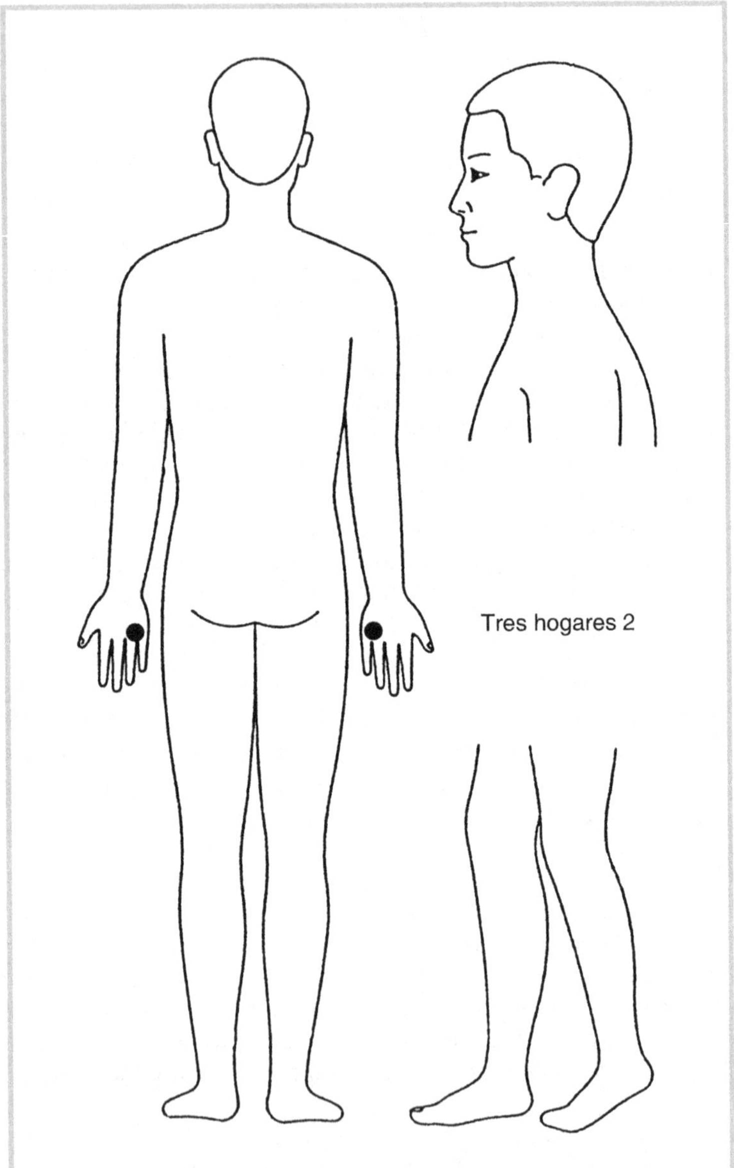
Tres hogares 2

afección de la piel no significa que el problema sea superficial, más bien al contrario. No obstante, un ataque de herpes puede frenarse de forma bastante efectiva en el punto TF 2, próximo a la base del anular, punto cuyo ideograma significa «puerta de los humores», lo que parece estar muy indicado para el tratamiento de una dermatosis vesicular. No es necesario decir que la eficacia de este tratamiento aumenta si se aplica lo antes posible.

- *Probabilidades de éxito con la acupuntura = 70 %*

Amigdalitis

La inflamación aguda de la amígdala palatina, o amigdalitis, puede no ser más que una manifestación de una enfermedad sistemática, como la difteria o la mononucleosis infecciosa. Su exploración y tratamiento van entonces íntimamente relacionados con los de la enfermedad causante.

La amigdalitis común designa una faringitis que aparece de forma estacional o epidémica en un sujeto debilitado, «de garganta delicada» o que haya tolerado mal un acceso de frío o de humedad.

• En los casos más agudos, la fiebre se eleva de forma importante y al examinar la zona se descubre una superficie roja con las amígdalas crípticas e infectadas: es la angina blanca, habitualmente tratada con antibióticos del grupo de la penicilina. Para la angina roja no complicada se aconsejan los gargarismos, los toques con azul de metileno y otros colutorios. El remedio homeopático que se recomienda es el *Apis mellifica*: tres gránulos, tres veces al día.

• La acupuntura es eficaz en la fase invasiva. Se utiliza el punto GI 5, situado en el fondo de la «tabaquera anatómica» de la mano, entre los tendones del extensor del pulgar y el extensor común de los dedos.

• *Psicología:* la angina parece indicar que la persona tiene problemas en aceptar un episodio de su existencia. Recordemos que la palabra deriva del latín *angina,* que significa «sofocación». La misma palabra se encuentra en la «angina» de pecho. Aquí hay algo que no puede pasar, algo del orden del

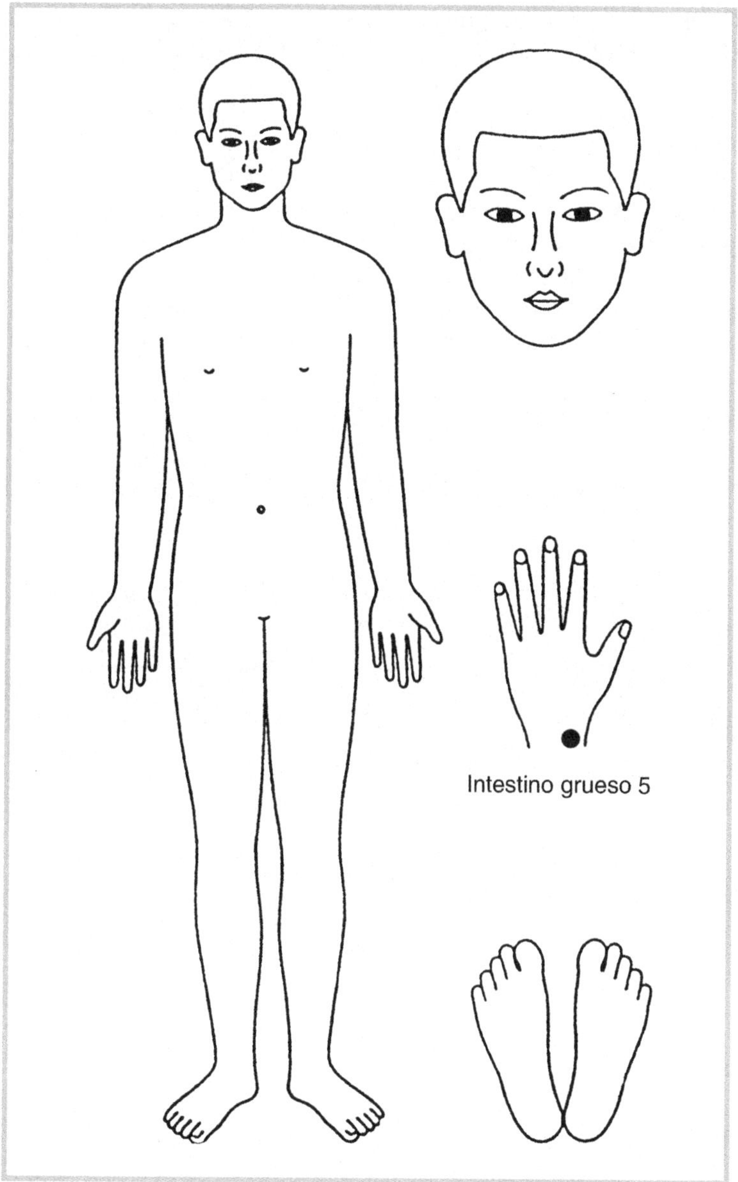
Intestino grueso 5

fuego, de la pasión, puesto que la garganta abrasa. Dentro de los cinco elementos, el punto GI 5 indicado más arriba responde al elemento «fuego».

• Además de estas hipótesis psicofisiológicas, no debe olvidarse una posible causa de caries dentales, en el caso de que la angina sea recurrente. Resulta en todo caso curioso constatar que en la acupuntura las caries se tratan en el mismo meridiano que la angina (intestino grueso).

• *Probabilidades de éxito con la acupuntura = 80 %*

Nariz obstruida

Si este síntoma es pasajero y aislado, se trata de una afección leve; sin embargo, puede llegar a ser lo suficientemente molesta y tenaz para que el paciente consulte a un médico.

Si se prolonga o repite, debe conducir a un examen otorrinolaringológico, que pondrá en evidencia una rinitis crónica, una rinosinusitis o una desviación del tabique nasal.

• En la alopatía, se utilizan productos descongestionantes (Respir spray®, Vicks spray nasal®), relativamente eficaces, y corticoides en instilación nasal (Rhinocort aqua®), que no recomendamos, ya que pueden conducir a cierta dependencia.

El tabaco y la exposición prolongada al frío, al calor o a la humedad se desaconsejan en estos casos.

El homeópata prescribirá *Nux vomica* y *Kali bricromicum*.

• La obstrucción nasal es bastante fácil de resolver en acupuntura: se trata de una plenitud de yin que congestiona un orificio particularmente expuesto a las energías llamadas «perversas», de las que ya se ha hablado (humedad, frío o sequedad). El punto de la vejiga 7, situado en el vértice del cráneo, hace maravillas para esta indicación.

• *Psicología:* si el problema persiste, el psicólogo puede pensar en algún problema de comunicación con el mundo exterior: ¿no decimos a veces que «estamos hasta las narices» de algo, o que hay personas que «meten la nariz» en nuestros asuntos, mientras que otras «no ven más allá de sus narices»?

• *Probabilidades de éxito con la acupuntura = 90 %*

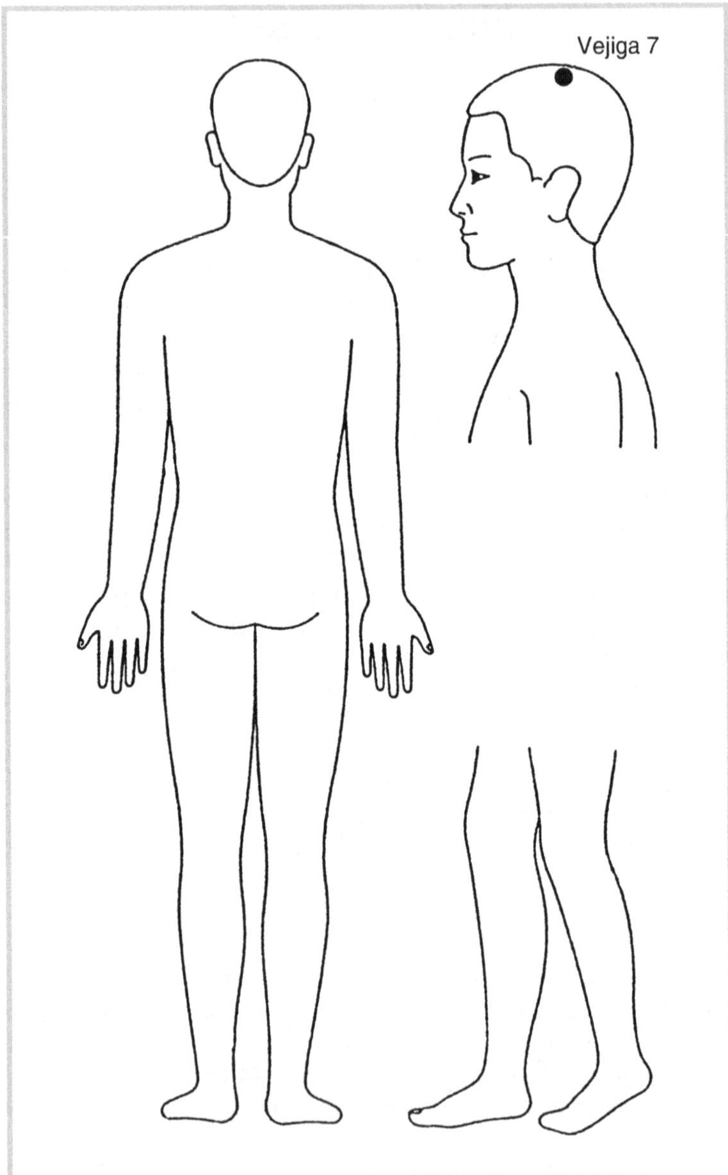
Vejiga 7

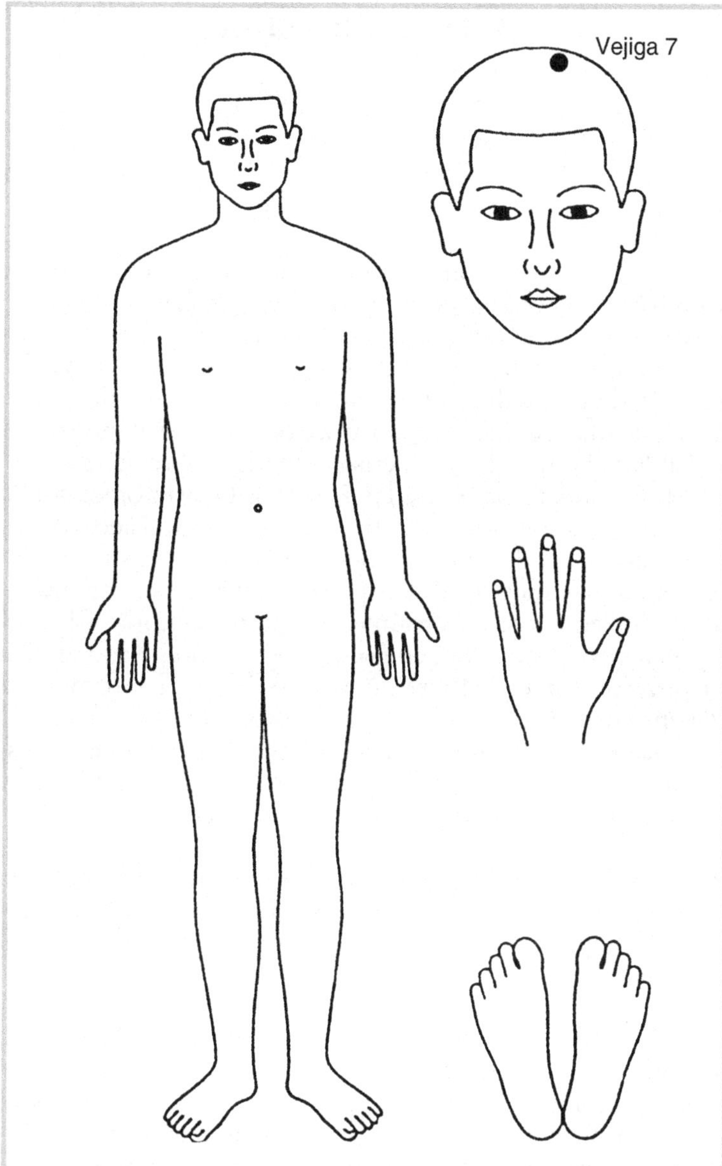
Vejiga 7

Crisis de asma

El asma es una afección respiratoria que la sufre entre un 6 % y un 8 % de la población de Francia. Según Laennec, es una «oclusión momentánea de pequeñas ramificaciones de los bronquios por constricción de sus paredes». Según la OMS, se trata de una «afección caracterizada por crisis de disnea acompañadas de signos de obstrucción en los bronquios».

En la persona adulta, la crisis asmática sobreviene en general de madrugada, entre las 2 y las 4. Los síntomas son la dificultad respiratoria, falta de aire, sudores, ansiedad... La sofocación es todavía más espectacular debido a su carácter espirador y estruendoso: la expulsión del aire es lenta, trabajosa y sibilante, con inversión del ritmo respiratorio. El tórax se encuentra distendido, como si estuviera bloqueado en una inspiración forzada. La radiografía del tórax confirma esta distensión.

El asma se ve confirmada por las pruebas funcionales respiratorias, tales como la reducción de la «capacidad vital» y del «volumen de espiración máximo por segundo».

• La teofilina y sus derivados se prescriben habitualmente en el curso de la crisis. Los corticoides a los que de ordinario recurre la alopatía introducen al asmático en una cadena difícil de romper.

• En los textos chinos no se encuentra nunca la palabra «asma», sino una asociación de «flema» y «respiración acelerada». El asma se asocia en la medicina china con tres vísceras: en primer lugar, el pulmón, pero también el bazo/páncreas que rige la flema (metabolizando la humedad) y el

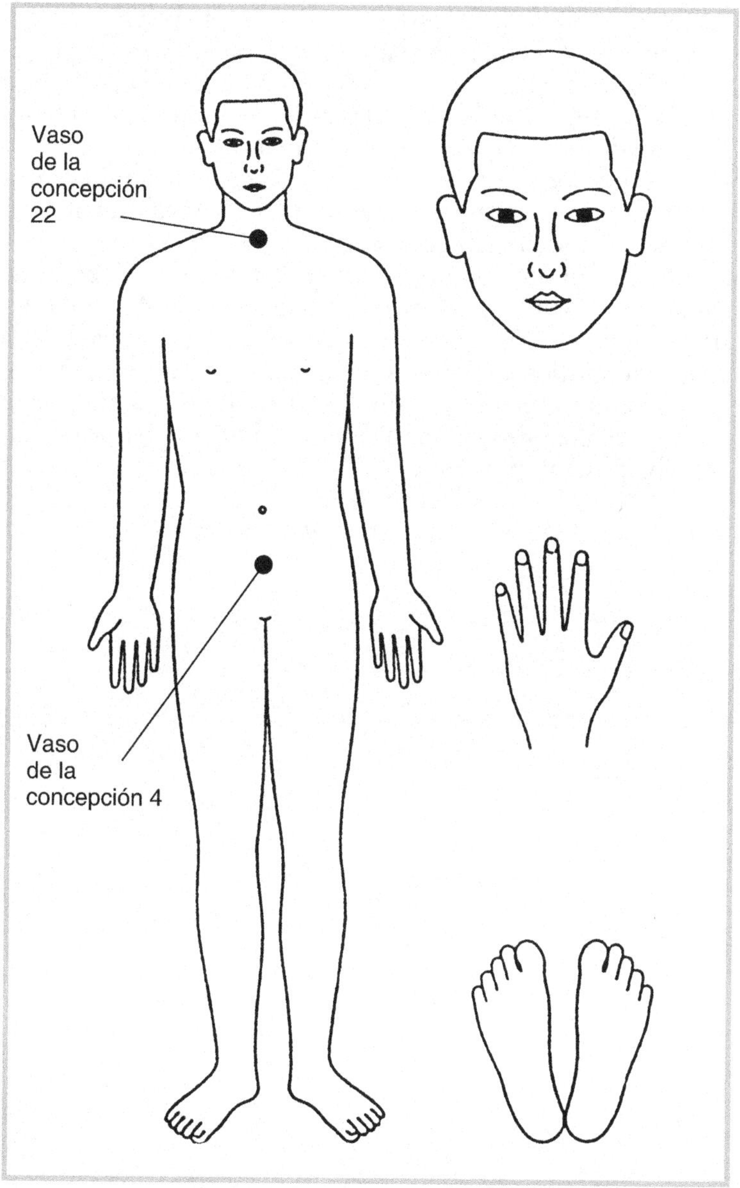
Vaso
de la
concepción
22
Vaso
de la
concepción 4

riñón, que «asienta» la respiración en el suelo pélvico. Efectivamente, no debemos olvidar que la respiración es un proceso de equilibrio que tiene su base o sujeción en la parte baja del abdomen, llegando hasta el pubis en algunos casos. De ahí la utilidad que tiene para el asmático aprender a respirar por el vientre. En la tradición hebrea, así como en la hindú, la respiración se basa en la necesidad de ir a buscar su «fuente» en lo más profundo de las entrañas.

Hay dos puntos que pueden mantener a raya la crisis de asma: principalmente el vaso de la concepción 22, que puede estimularse masajeando la pequeña cavidad situada en la base anterior del cuello y, también, el vaso de la concepción 4, situado entre el pubis y el ombligo. Este punto es muy valioso, puesto que proporciona a la respiración el apoyo que mencionábamos anteriormente.

- *Probabilidades de éxito con la acupuntura = 60 %*

Dolor de muelas

Sobreviene de forma bastante brusca: dolor agudo y bien localizado, tumefacción y enrojecimiento de la encía correspondiente a la zona dolorosa, aparición incluso de un edema perimaxilar y febrícula. Es necesario comprobar que no se trate de una caries dental, es decir, la formación de una o más cavidades en uno o más dientes.

En un estadio avanzado puede aparecer un absceso con su cortejo de signos de infección (fiebre elevada, ganglio satélite).

El dolor de muelas puede ser el indicio de una simple periodontitis (inflamación de la encía) o, si persiste, de una «artritis» dental que afecta al soporte maxilar. Será necesario entonces consultar con el odontólogo, que localizará el mal y tratará la caries, la causa más frecuente del dolor.

- Hay numerosos factores que provocan la aparición de un dolor de muelas: una higiene bucodental defectuosa, consumo abusivo de alcohol y de alimentos azucarados o ricos en grasas... Los enjuagues con Oraldine® o Viberol® y los antiinflamatorios pueden mitigar el dolor y las molestias, pero no tratan el origen a fondo.

- Sucede lo mismo con la acupuntura, que deberá preparar el terreno para la intervención del dentista. El punto GI 2 —situado en el borde externo del índice— y el GI 1, en el ángulo ungular externo del mismo dedo, son puntos muy eficaces contra el dolor.

- *Probabilidades de éxito con la acupuntura = 40 %*

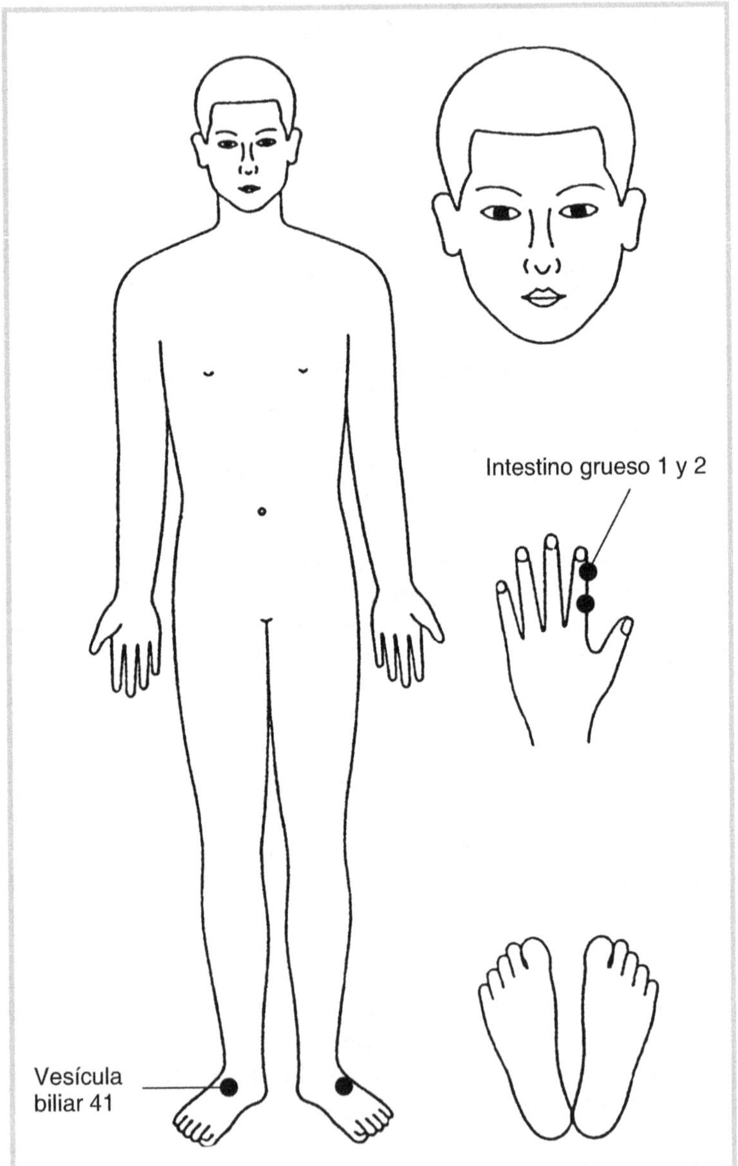
Intestino grueso 1 y 2
Vesícula
biliar 41

Palpitaciones

El ritmo cardiaco varía según las personas —suele oscilar entre 60 y 90 pulsaciones por minuto— pudiendo acelerarse bajo la influencia de la emoción, el esfuerzo, los estados de agotamiento, la fiebre o el calor.

Son inquietantes las aceleraciones no efímeras y superiores a 100 pulsaciones por minuto. Las simples irregularidades de percepción (llamadas «palpitaciones») generalmente tienen un origen nervioso y son benignas, aunque causan ansiedad. En la mayoría de los casos, el internista o el cardiólogo consultados llegan a la conclusión de que se trata de un simple «eretismo» (hiperexcitabilidad) cardiaco, en el que el corazón se encuentra perfectamente sano.

El tratamiento consiste entonces en suprimir los excitantes, en especial y sobre todo el café, luchar contra la ansiedad originaria con la ayuda de plantas sedantes, como la valeriana, el espino albar y la pasiflora, y regular el sueño.

En algún caso, en la exploración se puede descubrir una extrasístole (latidos irregulares) o una taquicardia paroxística (buena aceleración del ritmo cardiaco por encima de 120 pulsaciones por minuto en periodos que van de algunos minutos a varias horas). El cardiólogo procederá a un electrocardiograma que seguramente descartará cualquier cardiopatía.

• Lo mismo que en el caso tratado en el capítulo precedente, el asma, la palpitación como tal no figura en la literatura médica china. En acupuntura se habla de «agitación del corazón», que no se refiere a la víscera sino al alma que se supone que contiene. Dicho de otro modo, los chinos atribuyen el eretismo cardiaco a un problema del alma. Para reforzar

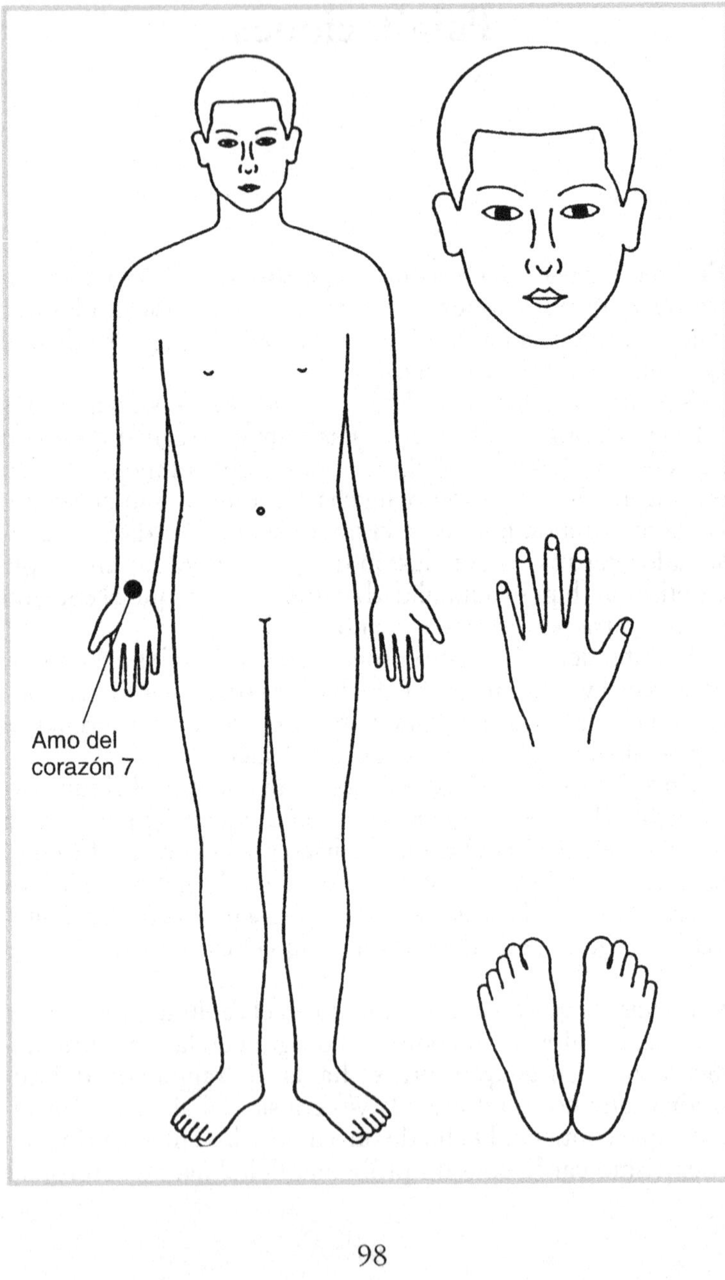
Amo del
corazón 7

esta hipótesis, se constata que, en nueve de cada diez casos, el paciente ha sido víctima de un choque emocional, o bien se encuentra inmerso en un momento de fracaso, o que genera ansiedad o insatisfacción. Además de la relajación o, eventualmente, la psicoterapia y el ejercicio físico moderado y la supresión de excitantes, la acupuntura ofrece excelentes puntos de tratamiento del eretismo. Entre ellos, se observa el punto maestro del corazón 7, situado en medio del pliegue de flexión anterior del puño.

- *Psicología:* no olvidemos que, según muchas culturas antiguas, el corazón no designa sólo una bomba o un músculo extraordinariamente eficaz, sino también el lugar «donde residen los afectos». Hay cierto número de expresiones que concuerdan con este punto de vista, como «tener un gran corazón», hablar «con el corazón en la mano» o «desear algo de corazón». No es sorprendente, pues, que se recomiende el punto MC 7, perteneciente al meridiano llamado del «amo del corazón» en el tratamiento de un síntoma eminentemente «psicoafectivo» como son las palpitaciones.

- *Probabilidades de éxito con la acupuntura = 90 %*

Ataque de pánico

¿Tiene que presentarse a un examen oral? ¿Debe ejecutar una pieza de piano delante de los amigos? ¿Tiene que presentarse a una entrevista de trabajo? Es probable que en caso afirmativo presente una mezcla de miedo y nerviosismo, que define aquello que se denomina *ataque de pánico.*

El ataque de pánico contiene por lo tanto un elemento psicológico, el miedo, más un elemento fisiológico, que es la reunión de todas las energías para un enfrentamiento, una prueba.

Muy a menudo, la descarga de adrenalina que se produce junto al ataque de pánico permite «sublimar» y afrontar victoriosamente la prueba. Por el contrario, si esta descarga es insuficiente, sea por la falta de confianza en uno mismo o porque aparece una «conducta de fracaso», surgen el abatimiento, la renuncia y la derrota... El ataque de pánico responde, por lo tanto, a una agresividad que puede ser salvadora o destructora. ¿No decimos a veces que tenemos que defendernos en determinadas situaciones «con uñas y dientes»? Ya se ha dicho anteriormente que estos constituyen el soporte natural de la agresividad.

- ¿Cuáles son los trucos para evitar el pánico?

— prepararse bien para la prueba en cuestión;
— efectuar por la mañana antes de la prueba una docena de movimientos respiratorios ventrales muy lentamente, acostados boca arriba y con la cabeza en reposo;
— alimentarse suficientemente;
— en algún caso, puede tomarse un ligero calmante que no impida el estado de alerta o, si se prefiere, el remedio

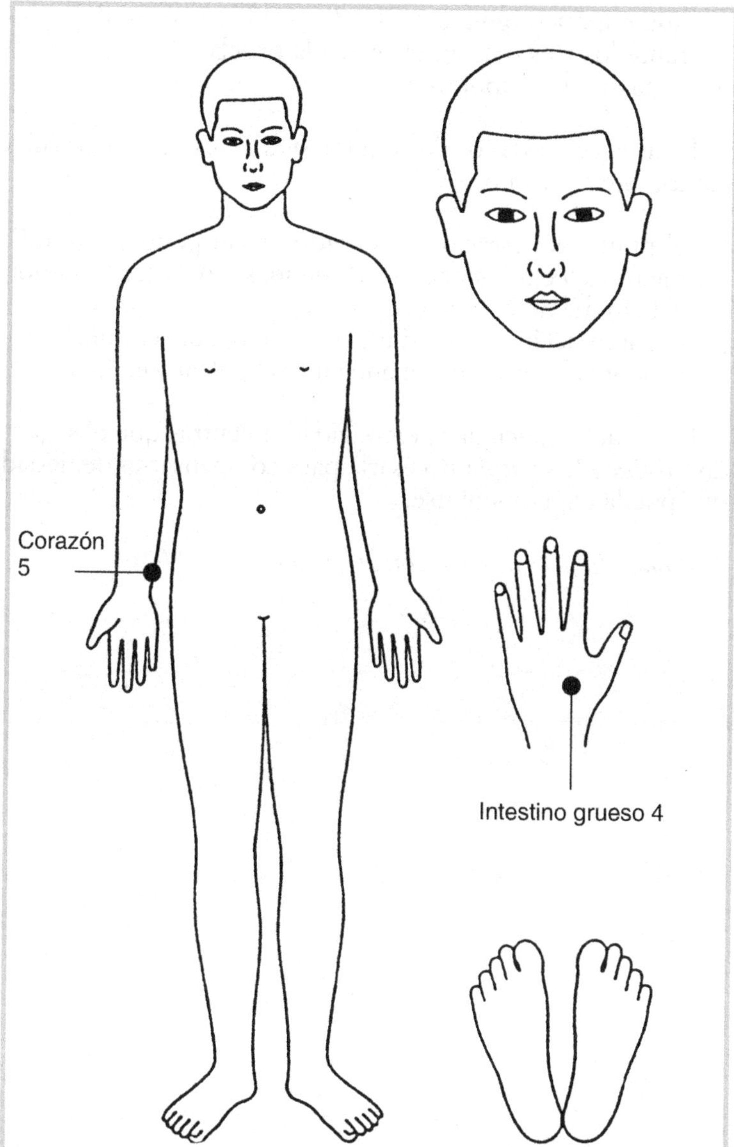
Corazón
5
Intestino grueso 4

homeopático Ignatia 5 CH: 3 gránulos 3 veces al día durante los tres días anteriores a la prueba;
— recurrir a la acupuntura.

• La asociación de los dos puntos siguientes hace maravillas contra este trastorno:

— el punto del corazón 5, situado en un pequeño hundimiento a 5 cm por encima del puño, sobre la cara anterior, al lado del dedo meñique;
— el punto del intestino grueso 4, en un pequeño hundimiento sobre el dorso de la mano entre el pulgar y el índice.

El primero apacigua la emotividad, mientras que el segundo produce la energía necesaria para compensar la debilidad que pueda experimentarse.

• *Probabilidades de éxito con la acupuntura = 80 %*

Lipotimia

Nos sentimos débiles, pensamos que nos vamos a desmayar en los próximos segundos, nos encontramos pálidos, transpiramos ligeramente (especialmente en el rostro y las palmas de las manos), experimentamos zumbidos en los oídos, y la vista parece que sufre algún trastorno: se trata de la clásica lipotimia, que sobreviene en caso de fatiga, de una emoción fuerte, del hecho de levantarnos de la cama después de haber estado enfermos o por una alimentación insuficiente o irregular.

La lipotimia es en la mayoría de los casos un trastorno benigno, aunque bastante desagradable. Las posibles causas pueden ser:

— una *vagotonía,* es decir, una constitución determinada que nos expone a la bradicardia (ritmo cardiaco más lento de lo normal), la ansiedad, los síncopes, la transpiración de las extremidades o bien el estreñimiento de tipo espasmódico. El tratamiento incluye una inyección subcutánea de sulfato de atropina;
— una *hipoglucemia,* es decir, una bajada apreciable del índice de azúcar en la sangre, que se acompaña de abundancia de sudoración, síntoma de una posible diabetes latente; el malestar desaparece con la ingestión de azúcar;
— una *anemia,* que se confirma mediante la numeración-fórmula sanguínea, especialmente el índice de hemoglobina. Esta anemia deberá estudiarse con más profundidad, en particular si se presenta con alguna hemorragia.

• La medicina china atribuye este tipo de malestar a un «deterioro en la sangre», término general que engloba todas las

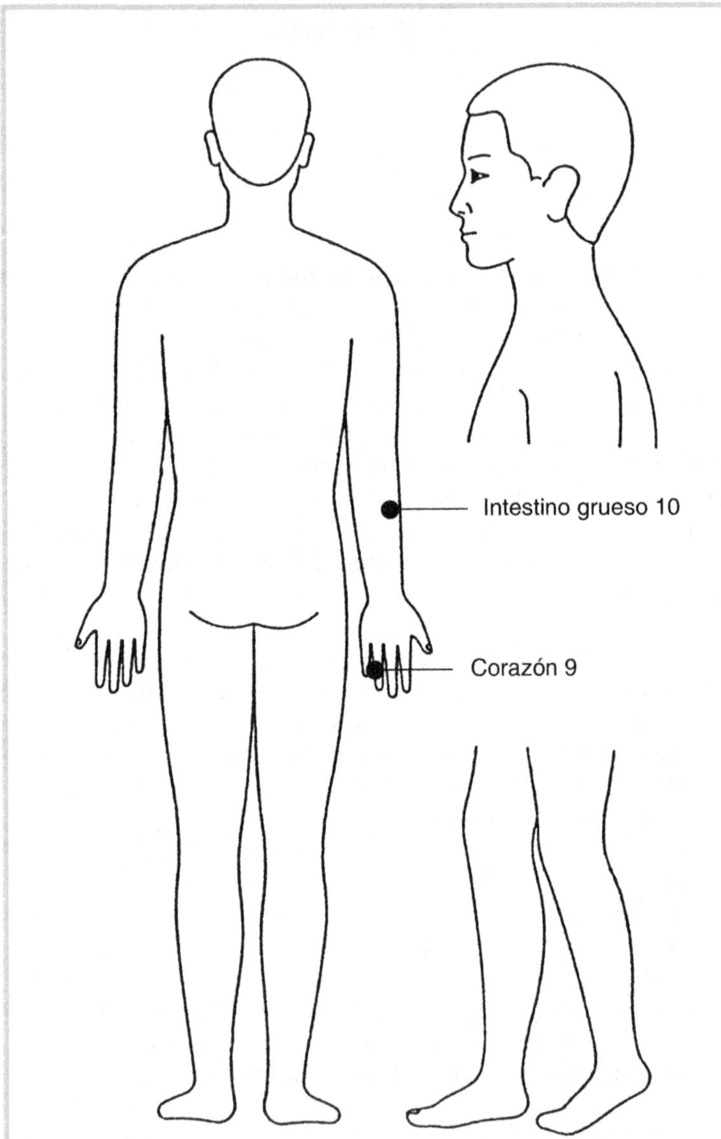
Intestino grueso 10
Corazón 9

causas que hemos enumerado. Este vacío de sangre, según los chinos, conduce a la exploración de tres vísceras (corazón, hígado y bazo). En efecto, las debilidades viscerales siempre conllevan un aspecto psicológico: la falta de agresividad influye en el hígado; la falta de alegría, en el corazón; y el exceso de preocupaciones, en el bazo.

Recordemos que el término «lipotimia» refuerza esta impresión, puesto que deriva del griego *leipein,* que significa «perder», y *thymos,* que significa «alma». En el transcurso de una enfermedad, se pierde el «conocimiento» y, también podríamos decir que perdemos un poco el alma.

La acupuntura utiliza dos puntos para «reanimar» al paciente: el corazón 9, situado en el ángulo ungular externo del dedo meñique y el intestino grueso 10, situado en la cara externa del antebrazo en un pequeño hundimiento un poco antes del codo.

- *Probabilidades de éxito con la acupuntura = 80 %*

Ansiedad

Las palabras *angina, angustia y ansiedad* derivan de palabras latinas que indican «estrechez y cerramiento». La angustia es, hablando con propiedad, algo que se estrecha, que oprime, que encierra como un collar. Por otra parte, la garganta figura como uno de los lugares predilectos de la ansiedad, junto con el tórax y el plexo.

La ansiedad puede parecerse al miedo, aunque se diferencia de este por la ausencia de una causa evidente. Se habla también de ansiedad «flotante» cuando el peligro es de carácter totalmente indefinido.

Las manifestaciones físicas de la angustia son conocidas: además de la sensación de estrechez en la garganta y la opresión torácica, se describen palpitaciones, taquicardia, poliuria o bien una aceleración del tránsito intestinal (la célebre «diarrea de las batallas»). Estos síntomas indican el aumento del tono «simpático» en el transcurso de la ansiedad.

Se puede intuir una patología de la afectividad si las sensaciones desagradables anteriormente descritas persisten más allá de un periodo de choque emocional y si la persona se reconoce incapaz de dominarlas.

La constatación de este tipo de desorden afectivo lleva a hablar de «neurosis», en cuyo caso se aconseja recurrir a la psicoterapia.

• Una crisis mayor de ansiedad necesita un tratamiento con sedantes inyectables (Valium® IM, Tranxilium® IM). Al finalizar la crisis, la alopatía puede escoger entre multitud de ansiolíticos (Trankimazin®, Lexatin®, etc.), pero hay que ir con cuidado para evitar una depresión asociada.

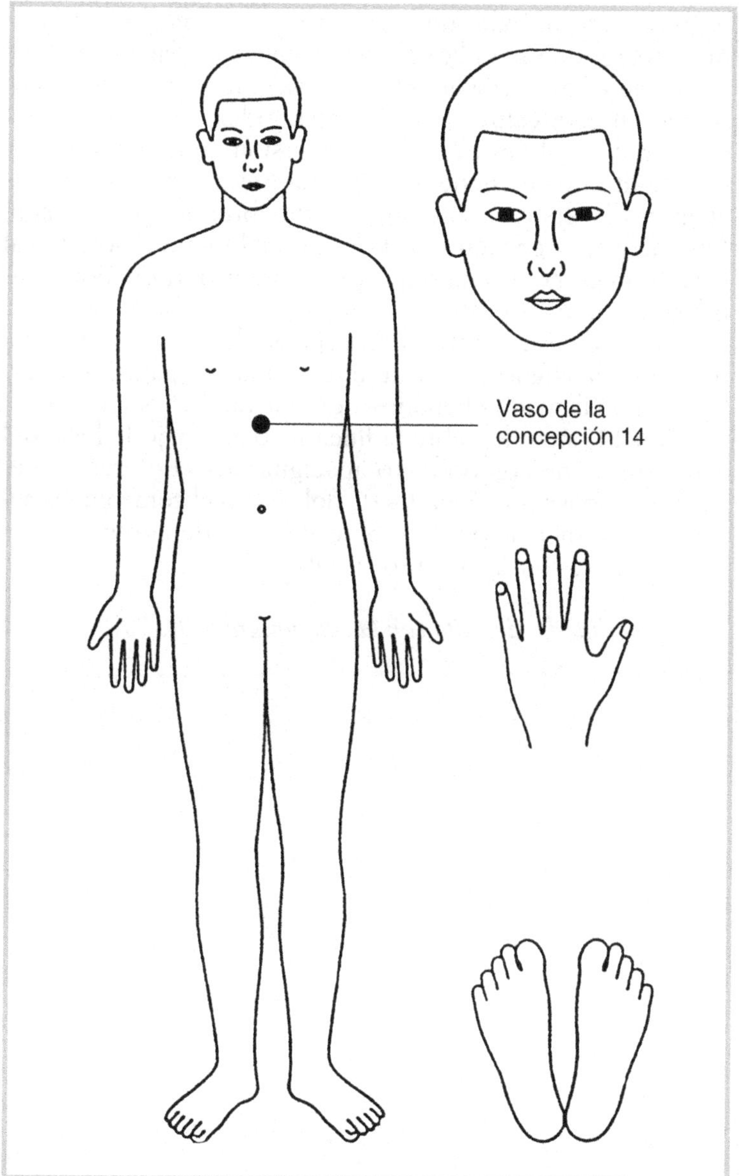
Vaso de la
concepción 14

• El término *ansiedad* no existe en la medicina china. El término *zheng*, que se aplica al mismo concepto, significa «problema de tipo nervioso». Hay dos palabras clave que se entrevén en este calificativo: la errabundez y la fijación. La *errabundez* es el desorden y la dispersión de las energías: lo consciente no se encuentra fijo. La *fijación* indica que los alientos dispersos cristalizan de forma brusca e inadecuada. Las energías se encuentran atrapadas en bloque y molestan al *shen,* término noble chino que puede traducirse de modo imperfecto como «espíritu».

A partir de esta compleja concepción de las causas y mecanismos de la angustia, la acupuntura utilizará, para controlarla, el punto llamado «heraldo» del corazón. El vaso de la concepción 14, situado sobre la línea mediana bajo la base del esternón, tiene como efecto apaciguar los «dolores de cerrazón», todas las variedades de dolores en el corazón, los accesos de humectación, la sobreexcitación debido a la emoción, las obsesiones e incluso las falsas ideas.

• *Probabilidades de éxito con la acupuntura = 80 %*

Dificultades para dormir

Incluso teniendo en cuenta las dificultades para hacer estadísticas en este campo, se considera que en nuestro país el porcentaje de personas que sufren de insomnio es muy alto. El insomnio raramente es total y generalmente aparece o en la fase en la que se coge el sueño o, por el contrario, en la fase de sueño intermedio, entre las 2 y las 4 de la madrugada.

Si el insomnio es reciente, su origen debe buscarse en las circunstancias recientes: preocupaciones, miedos o situaciones de conflicto o de duelo. También es necesario tener en cuenta un posible exceso de consumo de excitantes, como el café o el té, sin olvidar los productos «anorexígenos», los supresores del apetito y los extractos tiroideos. Algunas causas físicas son todavía más evidentes, tales como una afección dolorosa, un prurito importante o un hipertiroidismo.

Si el insomnio data de algún tiempo atrás, cabe buscar un origen psicológico de los llamados estructurales, como los estados maniacos o de neurosis obsesiva. Estos dos términos un poco exagerados significan que la persona mantiene, durante la fase normal de reposo, un umbral de actividad, alerta o control excesivos. Los especialistas mencionan una incapacidad del sujeto a «regresar» en el sueño, como sería deseable y natural.

La deshabituación no siempre resulta fácil de obtener.

Pueden considerarse algunos ejercicios de relajación: respiración abdominal, tendidos boca arriba, con las piernas en ángulo recto, espalda recta, manos colocadas sobre la pelvis. Deben efectuarse durante 15 minutos cada noche antes de la cena. También es recomendable un baño caliente, ocasionalmente enriquecido con tila. Ya hemos mencionado el uso de

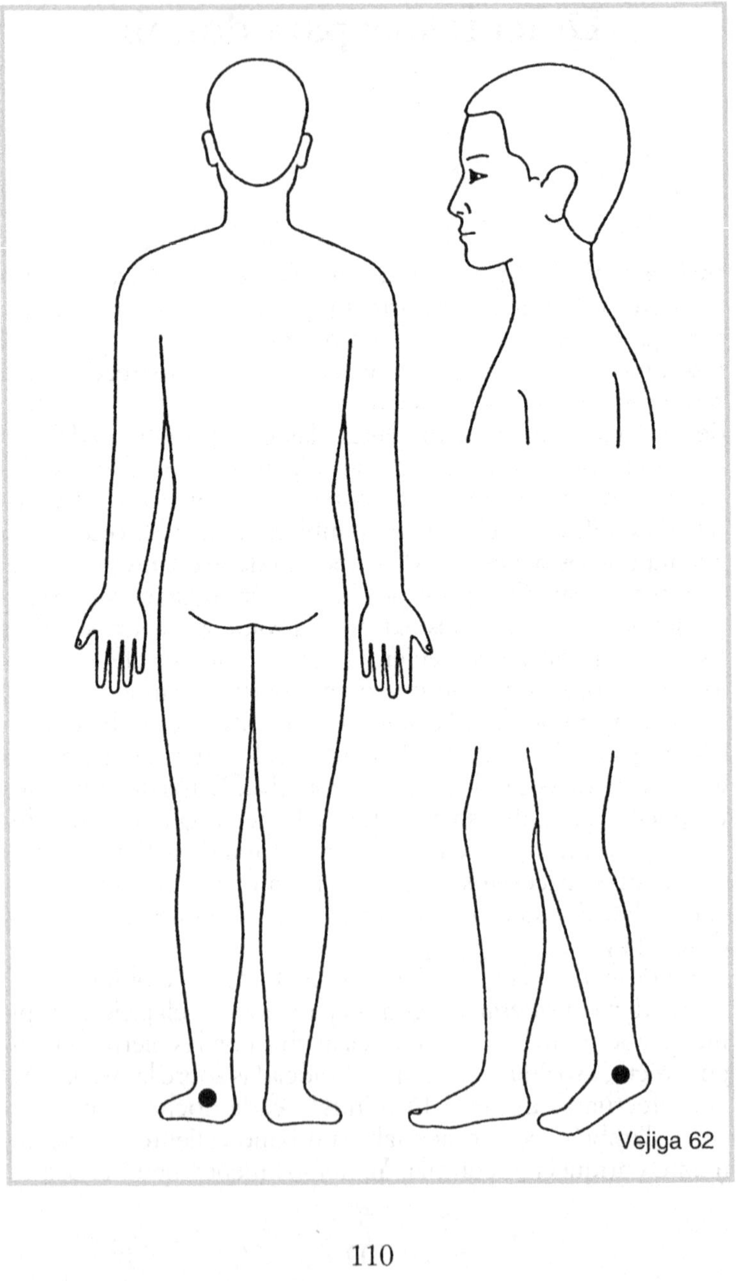
Vejiga 62

plantas sedantes, como la valeriana o la pasiflora. Los hipnóticos, de los que a veces se abusa, no parecen constituir una solución permanente al problema, que vuelve a aparecer en cuanto se deja de tomar el fármaco, incitando así a la dependencia.

• La acupuntura determina que la dificultad para dormir responde siempre a un exceso de yang, a un «no-regreso del yang en el yin». Dicho de otro modo, la dificultad en la transición de la vigilia al sueño se interpreta como un problema de la alternancia entre actividad y no-actividad, entre consciente e inconsciente. Los chinos constatan que «la voluntad y la inteligencia no se encuentran en paz». Uno de los puntos principales para el tratamiento de esta disritmia se encuentra en el punto de la vesícula 62, situado bajo el maléolo externo del tobillo. Puede estimularse durante un buen rato cada noche con el extremo de madera de un fósforo.

• *Probabilidades de éxito con la acupuntura = 70 %*

Hipo

Este espasmo involuntario y repetitivo de los músculos diafragmáticos no es siempre anodino sino que, por el contrario, puede esconder, si aparece de forma recurrente, una afección gástrica (hernia hiatal) o incluso pleuropulmonar.

Habitualmente, el hipo coincide simplemente con una digestión laboriosa, flatulencias o hiperemotividad. Se ha señalado su frecuencia en el transcurso de una enfermedad parasitaria benigna, la oxiurosis.

Hay multitud de trucos para detener el hipo: la absorción lenta de un gran vaso de agua, el bloqueo del diafragma en una inspiración forzada o la ingestión de una bola de miga de pan.

- La terapia farmacológica, en el caso del hipo como enfermedad, consiste en inyecciones intravenosas o intramusculares de metoclopramida (Primperan®).

Los homeópatas recomiendan *Hyosciamus,* o beleño, para cualquier problema de espasmos.

- La medicina china describe el espasmo del hipo como un «escape de viento», imputable a un bloqueo del aliento a la altura del diafragma. Este bloqueo sobreviene por un encolerizamiento o un resfriado. La parada del aliento, entre el abdomen y el tórax, se trata en los puntos de vaso de la concepción 14, 15 y 16, situados en el cuarto superior de la porción de la línea mediana vertical que une el ombligo con la base del tórax. Estos pueden ser masajeados activamente durante 3 minutos, masaje que puede repetirse después de una pausa de 10 minutos.

- *Probabilidades de éxito con la acupuntura = 80 %*

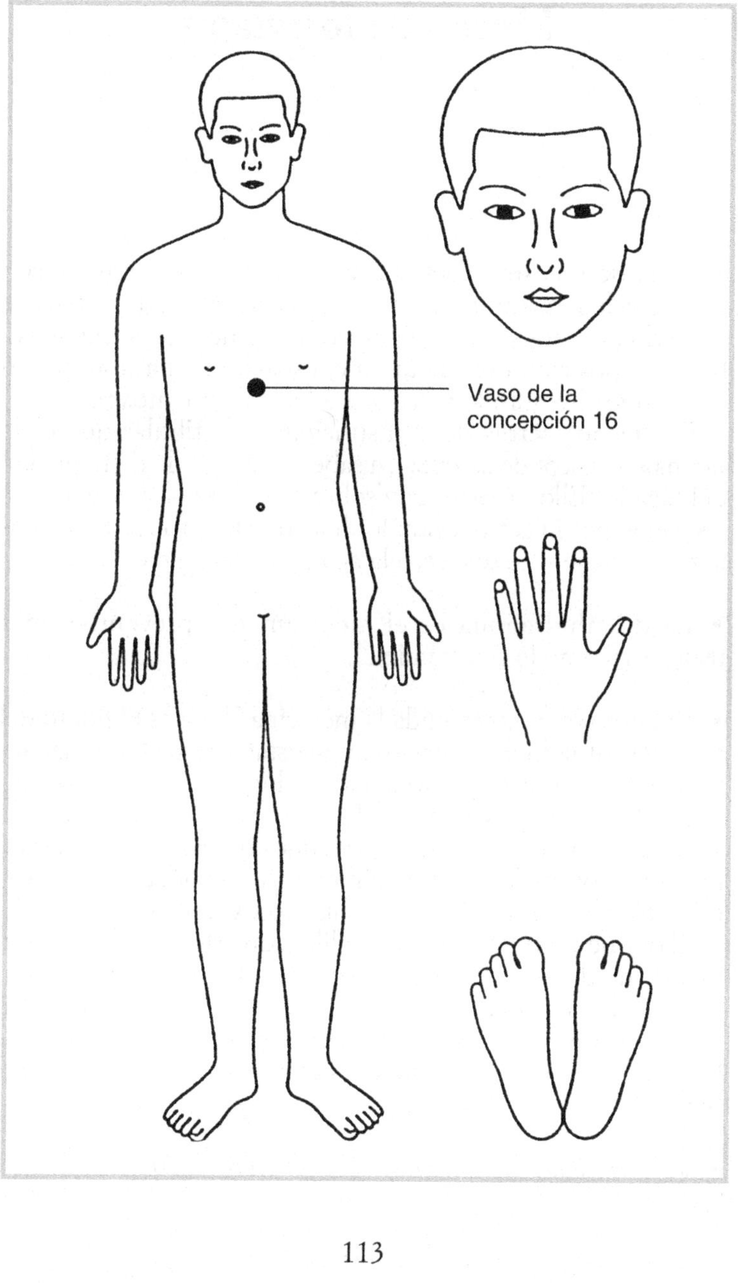
Vaso de la
concepción 16

Mareo en los viajes

Se trata de un estado con náuseas y vértigo relacionado con un desorden vestibular transitorio. El vestíbulo forma parte del oído interno; se trata de un conjunto de receptores sensibles a la posición del sujeto en el espacio. Es natural, por lo tanto, que el vestíbulo reaccione a los movimientos rápidos.

De hecho, detrás de la insuficiencia vestibular que es la «rama», se esconde la «raíz», a saber, cierto grado de fragilidad del hígado. Ello provoca que sobrevengan náuseas y vómitos. Es mejor, por lo tanto, evitar los huevos y los productos lácteos antes del viaje si se sospecha la aparición del mareo.

- La difenhidramina es el medicamento preventivo más usual, así como la Biodramina®.

- El punto que recomienda la medicina china es el punto del riñón 21, situado dos espacios intercostales bajo el pezón, contra el esternón. Este punto manda al hígado en tanto que ministro del cuerpo encargado del futuro. Se efectúan punciones sobre él en los «vacíos» de hígado, que comportan pérdidas de memoria con melancolía, malhumor, sensibilidad a los movimientos rítmicos, problemas de hígado y vómitos.

¿Por qué un punto que trata el hígado está situado sobre el meridiano del riñón? Por la razón, aparentemente misteriosa, de que este meridiano resume en algunos de sus puntos las funciones de las cinco grandes vísceras yin (hígado, corazón, bazo, pulmón y riñón). Este es el caso del punto R 21 para el hígado.

- *Probabilidades de éxito con la acupuntura = 70 %*

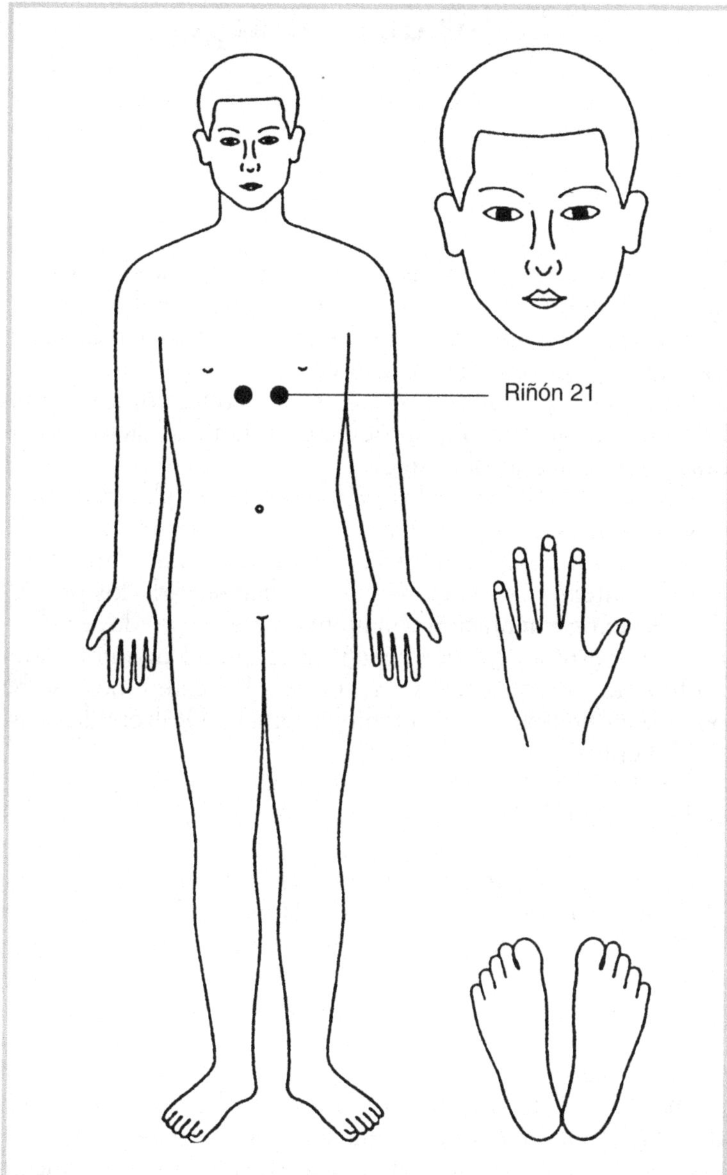
Riñón 21

Dolor de estómago

La existencia de gastralgias implica, en la medicina occidental, el inicio de pruebas complementarias, radiológicas y fibroscópicas, en busca de una causa, sea esta una hernia hiatal, esofagitis, gastritis o úlcera gástrica.

En ausencia de una causa orgánica se busca un desequilibrio en la alimentación, un defecto en la masticación, tabaquismo o tabaco-alcoholismo.

Una vez solucionados los problemas de equilibrio alimentario y de higiene de vida (que no son siempre fáciles de obtener), será necesario, más tarde o más temprano, interesarse por el contexto existencial en el que han surgido los problemas. La experimentación con animales ha mostrado, en efecto, que la esfera digestiva constituye el punto de mira preferente para los conflictos no resueltos. De este modo, se ha podido inducir en una rata inmovilizada una «úlcera de constreñimiento».

En el origen de la erosión de la mucosa esofagogástrica se ve la mayoría de las veces una hipersecreción ácida. Las personas hipersegregadoras se encuentran entre las que no han quedado completamente satisfechas por la nutrición —sea alimentaria o afectiva— recibida de la madre. Esta frustración oral vuelve a presentarse en la edad adulta en situaciones conflictivas, conduciendo a dolores de estómago, es decir, un dolor al depósito de alimentos, dolor en la «molleja».

• La medicina china no dice lo contrario, pero lo dice de otra forma. El estómago se considera la «gran boca» (recordemos que la palabra *estómago* proviene del griego *stoma,* «boca»), ministro del grano y de las aguas, lugar de la primera separación

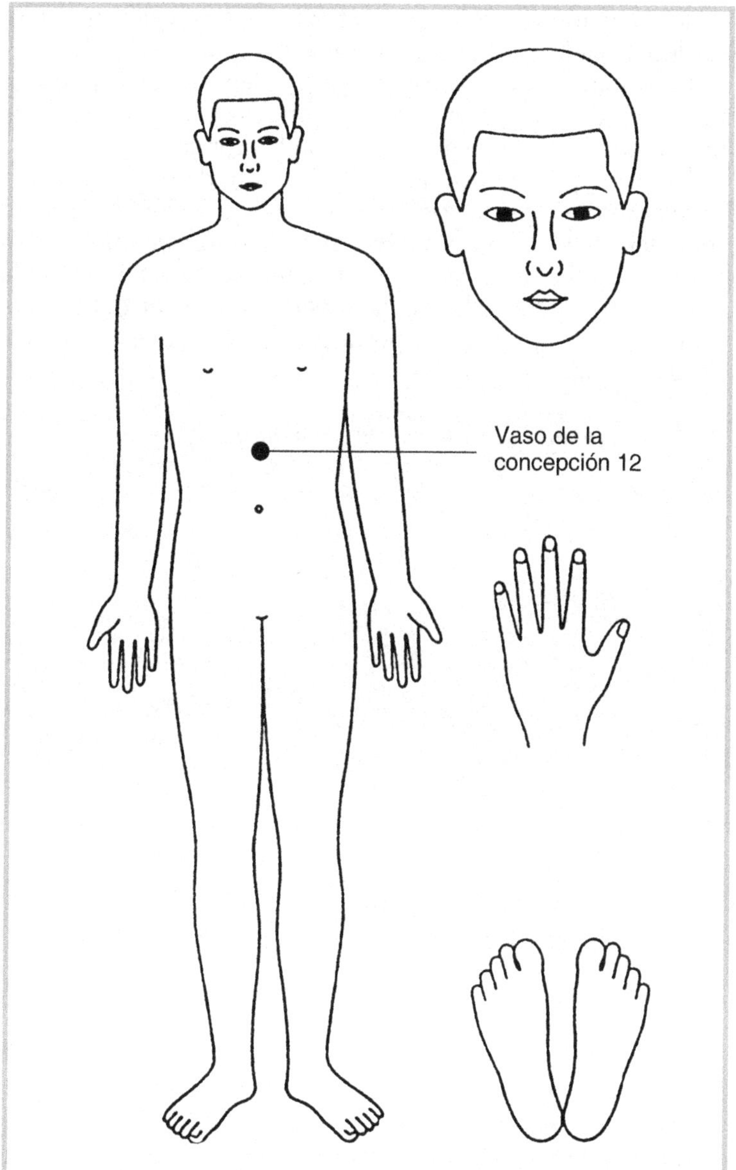
Vaso de la
concepción 12

de los alimentos (la segunda se efectúa en los «talleres» del intestino delgado y del intestino grueso).

Las características de este dolor pueden ser descritas de diversos modos: ardor/yang o calambre/yin, plenitud agravada por las comidas, vacío mejorado con las comidas.

El principal punto de modificación de los conflictos —sean físicos o psíquicos— con una connotación de tipo nutricional es el vaso de la concepción 12, el *zhong wan*, «estómago central», situado a medio camino del ombligo y de la base del tórax sobre la mediana vertical anterior del tronco. Su estimulación repetida aporta un alivio notable a numerosas gastralgias.

- *Probabilidades de éxito con la acupuntura = 60 %*

Estreñimiento

El estreñimiento se define como la emisión de materia fecal cuando esta ha permanecido en el intestino más tiempo del normal y, por lo tanto, está sobredigerida. Tal sobredigestión comporta la dureza y la sequedad de las heces; el estancamiento es el responsable de que ciertos pacientes permanezcan durante una semana o incluso más sin evacuar.

Un estreñimiento *de aparición reciente* hace sospechar de algún obstáculo en la progresión de la materia fecal, como la indigestión, un fecaloma (bloque de excrementos endurecidos) o un tumor, afortunadamente mucho más raro.

Un estreñimiento *antiguo* hace sospechar de una distensión cólica en grosor (mega-colon) o en longitud (dolico-colon), una inflamación crónica («colon irritable») o un problema en la dieta (insuficiencia de celulosa digerible).

Se aconseja entonces aumentar la ingestión de alimentos llamados de «esponja», como el pan integral, verduras verdes (ricas en celulosa digerible) crudas o cocidas, verduras ralladas o fruta. Por ejemplo, los higos y las ciruelas, macerados durante veinticuatro horas, son recomendables y bien conocidos por los que sufren de estreñimiento crónico. El aceite de oliva mejora igualmente el tránsito intestinal. Hay que masticar a conciencia, con una dentadura sana, y debe hacerse el suficiente ejercicio. En efecto, muy a menudo ciertos ejercicios de gimnasia habituales son suficientes para activar la defecación.

• En el plano terapéutico, los incrementadores del bolo intestinal (Plantaben®) y los lubrificantes (glicerina) y laxantes (enema casen, micralax, duphalac) son las armas habituales

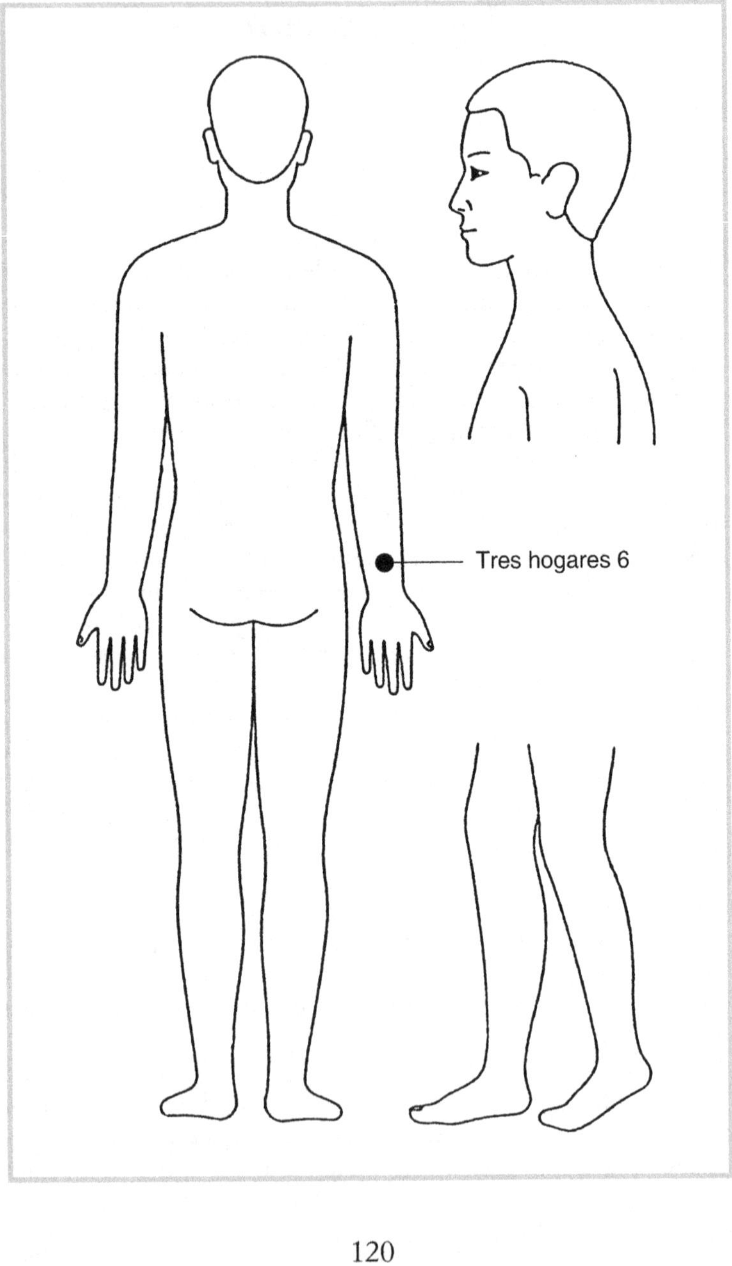
Tres hogares 6

del estreñido. Establecer un horario fijo para la evacuación contribuye a crear una movilidad refleja del colon.

• La acupuntura analiza el estreñimiento como un debilitamiento del aliento del intestino grueso, explicando su pereza. Las formas crónicas de estreñimiento responden a una acumulación de calor en el intestino que seca y endurece el bolo fecal.

El caso de un episodio de estreñimiento aislado responde al punto del intestino grueso 10, situado en la cara externa del antebrazo algunos centímetros antes del codo.

La acumulación de calor en el «hogar pélvico» cede a la estimulación del punto de los tres hogares 6, situado a tres dedos por encima del pliegue de flexión posterior del puño.

• *Psicología:* según los psicólogos, el estreñimiento está relacionado con la fijación en un estadio afectivo donde la solución de los problemas pasa por la retención de los excrementos (estadio anal). Esta fijación induciría al sujeto, en una situación conflictiva, a aferrarse a aquello que ya posee y a intentar no cambiar nada de la situación.

• *Probabilidades de éxito con la acupuntura = 70 %*

Crisis hemorroidal

Las varices que afectan al sistema venoso perianal a menudo se relacionan con un estreñimiento episódico. Se acompañan habitualmente de una irritación dolorosa y ardiente del ano, a la que se da el nombre de *anitis*.

Además de presentar esta relación con el estreñimiento, las varices pueden aparecer en diversos contextos, aunque todos responden más o menos a un estado de congestión del aparato inferior: colitis rectal, purgaciones, lombrices intestinales, fibroma uterino o embarazo.

Se impone el tratamiento médico en todos los casos, que puede mejorar el estado de un buen número de pacientes. El tratamiento comprende:

— medidas dietéticas, tales como la supresión de especias y condimentos, y la moderación en el alcohol;
— la prevención del estreñimiento, asociada frecuentemente con la educación del ritmo de las deposiciones, el uso de lubrificantes y de incrementadores del bolo, el ejercicio físico y la acupuntura; no se recomienda el empleo de laxantes irritantes;
— ciertos productos tienen un efecto «tópico» sobre la procedencia varicosa, como por ejemplo la castaña de indias, cuyo extracto hace maravillas en estos casos, tanto por vía oral como en la aplicación tópica.

• Con respecto al tratamiento esclerosante, se recomienda en caso de hemorragia o de prolapso circular reductible. La cirugía se contempla sólo en el caso de que fracasen otros métodos terapéuticos.

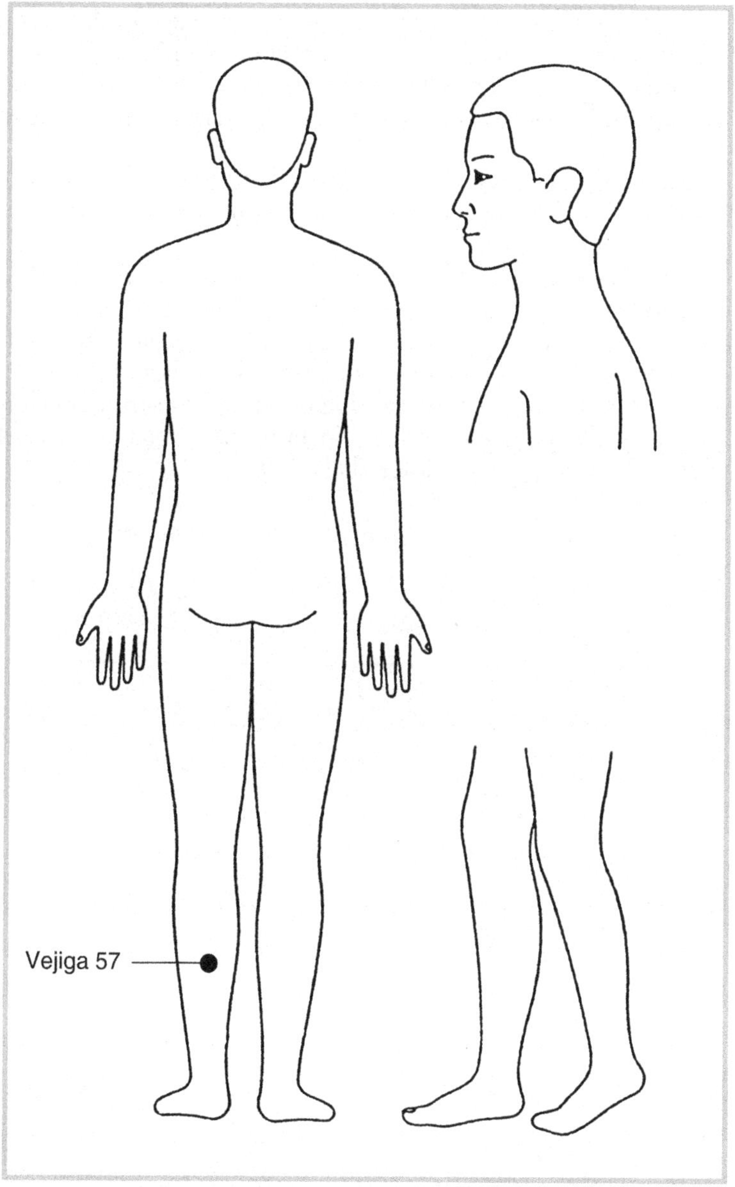
Vejiga 57

• La acupuntura puede resolver la mayor parte de las crisis hemorroidales, aunque no sus consecuencias ni complicaciones mencionadas. Se utiliza un punto situado en la mitad de la pantorrilla, sobre el eje posterior de la pierna: el punto de la vesícula 57.

Este punto estimula la circulación de retorno de las venas y contribuye a descongestionar rápidamente la mucosa anal y el sistema venoso alrededor del ano.

Obsérvese que la etimología de la palabra *hemorroides* se relaciona con un «fluido de sangre», es decir, un flujo líquido inadecuado. Cuando se sabe que la entraña vejiga tiene como función, según la medicina china, repartir los líquidos de forma armoniosa, se comprende que el punto maestro del tratamiento de las hemorroides esté justamente colocado sobre el meridiano que corresponde a dicha entraña.

• *Probabilidades de éxito con la acupuntura = 80 %*

Piernas pesadas

La circulación de retorno, que va desde la parte inferior de las piernas hasta el corazón, se efectúa mediante los circuitos venosos y linfáticos. Si las venas y los vasos linfáticos tienen que luchar contra una pesadez excesiva, la calidad del retorno de los fluidos disminuye y aparece entonces la sensación de piernas pesadas, asociado a menudo a hormigueos, calambres, edemas (hinchazón de los tejidos) e incluso un prurito en las extremidades.

En esta situación de insuficiencia valvular veno-linfática se imponen algunas normas de higiene de vida, tales como:

— no permanecer de pie o sentado durante mucho rato;
— limitar hasta cierto punto el calor y la exposición al sol de los miembros inferiores;
— evitar el recalentamiento por el sol y los baños muy calientes;
— vigilar el peso y los métodos contraceptivos;
— aplicar duchas frías, de forma repetida, en verano.

• La acupuntura considera que las piernas pesadas son el indicio de un estancamiento líquido en la parte inferior del cuerpo: se trata de un «estancamiento de yin» que el yang no consigue poner en movimiento suficientemente. Por esta razón, se propone la utilización de un punto situado sobre un meridiano yang de la parte inferior del cuerpo, el meridiano del estómago, para activar el retorno venoso. Este punto, el estómago 32, está situado en medio de la cara anterior del muslo, en un «hueco», y su estimulación repetida proporciona excelentes resultados.

• *Probabilidades de éxito con la acupuntura = 80 %*

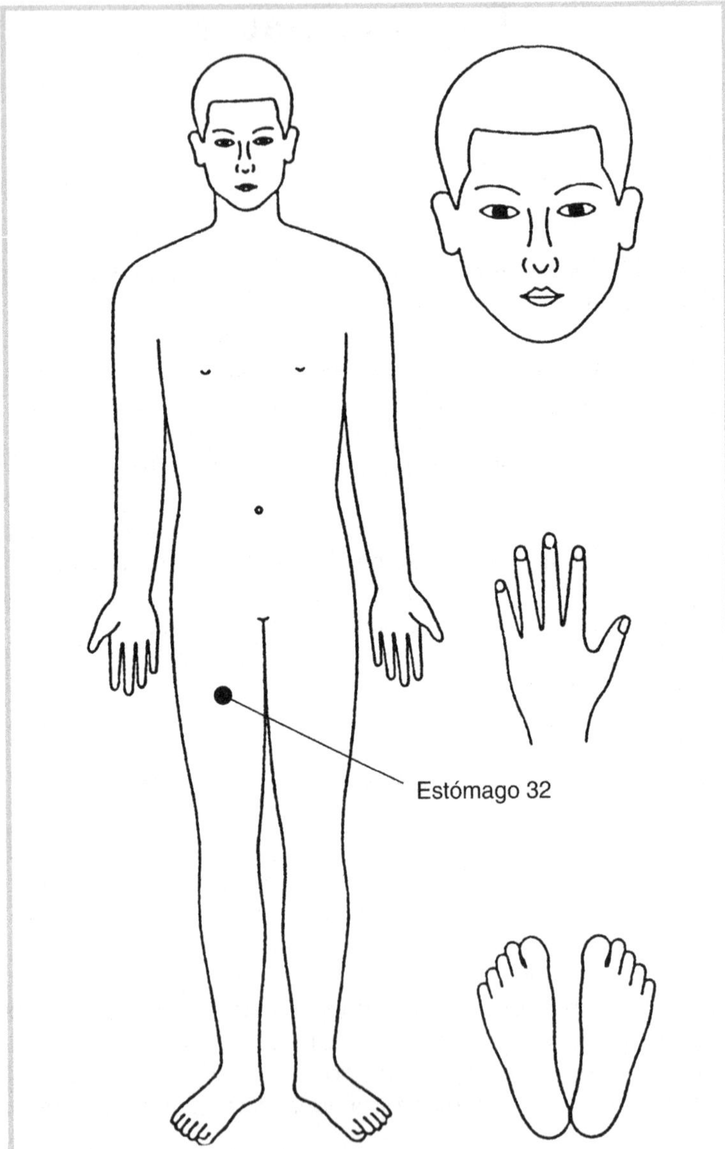
Estómago 32

Verrugas

Las verrugas corresponden a pequeños bultos de queratina más o menos importantes. Son atribuidas a un virus que no se puede cultivar ni transmitir a los animales. Son benignas pero contagiosas y, en algunos casos, dolorosas. Esta proclividad al contagio explica la frecuencia de «epidemias» de verrugas que se observan en aquellas personas que frecuentan piscinas, y las instalaciones con esteras para la práctica del judo. La incubación puede ser larga y no se dispone todavía de ningún medio de prevención.

Se distinguen verrugas planas, hipertróficas y exuberantes. Sus localizaciones son múltiples, predominando en las extremidades. Existe la costumbre de considerar separadamente la verruga plantar, que la ruptura de las arrugas epidérmicas permite diferenciar de las simples callosidades.

La piel representa un lugar de toma de contacto y al mismo tiempo de protección, por lo que intuimos un origen psicológico en la aparición de las verrugas: problemas de comunicación con el mundo exterior, un entorno familiar hiperprotector o, por el contrario, hostil... Tales hipótesis psicosomáticas se han visto apoyadas por la influencia de la sugestión en estos casos y, en especial, por la desaparición de ciertas verrugas bajo hipnosis.

La medicina popular resulta de una riqueza sorprendente en el campo del tratamiento de las verrugas. Los remedios van desde la aplicación de la mitad de una manzana, cuya otra mitad se entierra según la tradición popular, hasta la celidonia, cuyo jugo se aplica sobre la verruga.

• Desde el punto de vista de la medicina «ortodoxa», las verrugas aisladas se curan con un tratamiento queratolítico, sea

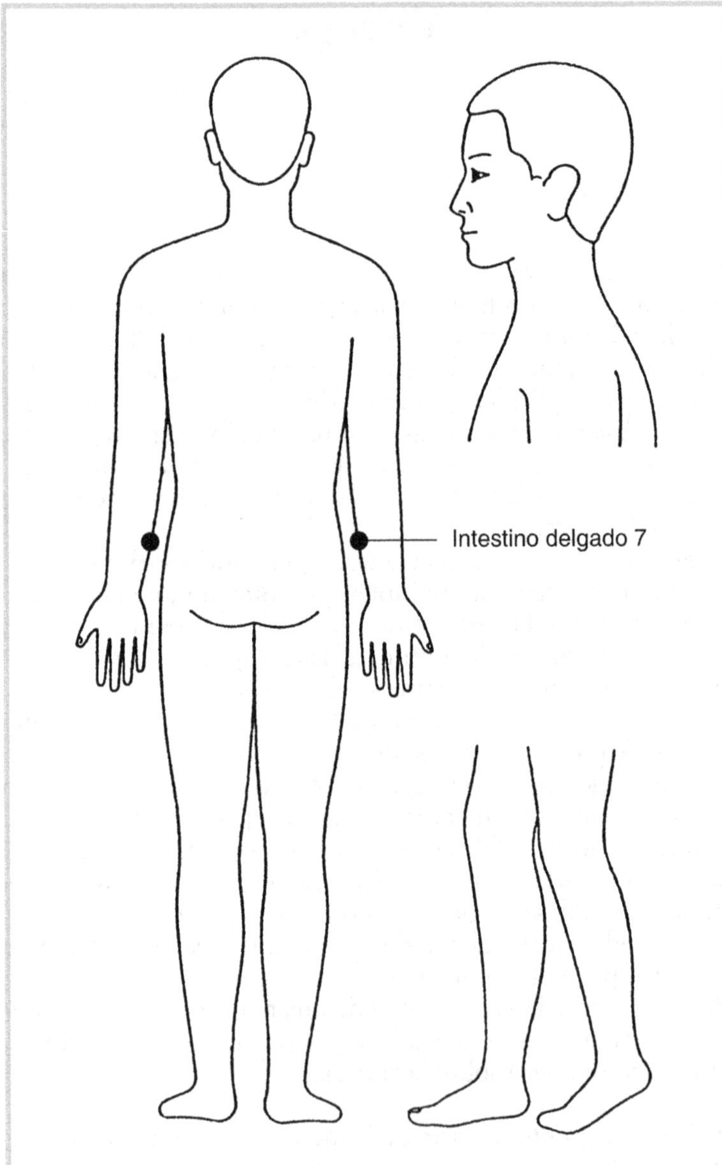
Intestino delgado 7

mediante la aplicación de pomada a base de vaselina con salicilatos, sea por crioterapia con nitrógeno líquido o nieve carbónica. Una profusión de verrugas puede curarse con radioterapia en dosis muy bajas.

• La medicina china considera que las verrugas son el resultado de un desequilibrio entre energía y sangre, que estaría en el origen de la acumulación de materia. También se asocian —en el caso de lesiones sobre las palmas de las manos o las plantas de los pies— a un problema de la distribución del aliento hacia las extremidades. Finalmente, en común con las teorías psicosomáticas expuestas antes, los orientales evocan un problema de «protección». Bajo este título, la acupuntura utiliza el punto del intestino delgado 7, situado en el tercio inferior del antebrazo sobre el borde cubital. Como un importante punto de la protección, igualmente eficaz contra el acné y la diabetes florida, controla los medios de contacto que dependen del meridiano sobre el que se sitúa, a saber, los miembros superiores y la piel. También puede asociársele, a partir del foco de las verrugas, los «caminos» de los miembros, el estómago 36 (bajo la rodilla) para la pierna y el intestino grueso 10 (bajo el codo) para el brazo.

• *Probabilidades de éxito con la acupuntura = 80 %*

Cistitis

La raíz *cist* designa todo lo que concierne a la parte inferior del aparato urinario, la vejiga y la uretra, que se encuentra a continuación. Una cistitis es, por lo tanto, literalmente, una inflamación de las vías urinarias.

Los científicos la definen con más rigor, al asociar tres síntomas —dolor de la vejiga, polaquiuria (micciones frecuentes) y piuria (presencia de pus en la orina)—: si no existe piuria, ya no se habla de cistitis sino de «cistalgia con orina clara».

De cualquier modo, la aparición de una cistitis debe conducir siempre a un examen cistobacteriológico de la orina en el laboratorio para aislar el microbio responsable, en caso de que exista.

En el caso de las mujeres, es deseable un examen ginecológico, puesto que de cada diez casos, nueve se presentan en una mujer. El objetivo del examen es una posible infección genital que frecuentemente va asociada con la cistitis.

Las cistitis de origen intestinal son, por su parte, bastante más raras.

- Los baños de asiento, las lavativas calientes y los supositorios analgésicos son a menudo insuficientes, sobre todo si el análisis revela la presencia de un germen. En ese caso se deberá recurrir a un tratamiento antiséptico o antibiótico.

- La medicina china analiza la cistitis como la consecuencia de un exceso de calor o de humedad-calor en el canal de la uretra. Se utiliza entonces el punto de la vejiga 28, punto específico de tratamiento de las plenitudes de yang/fuego/calor

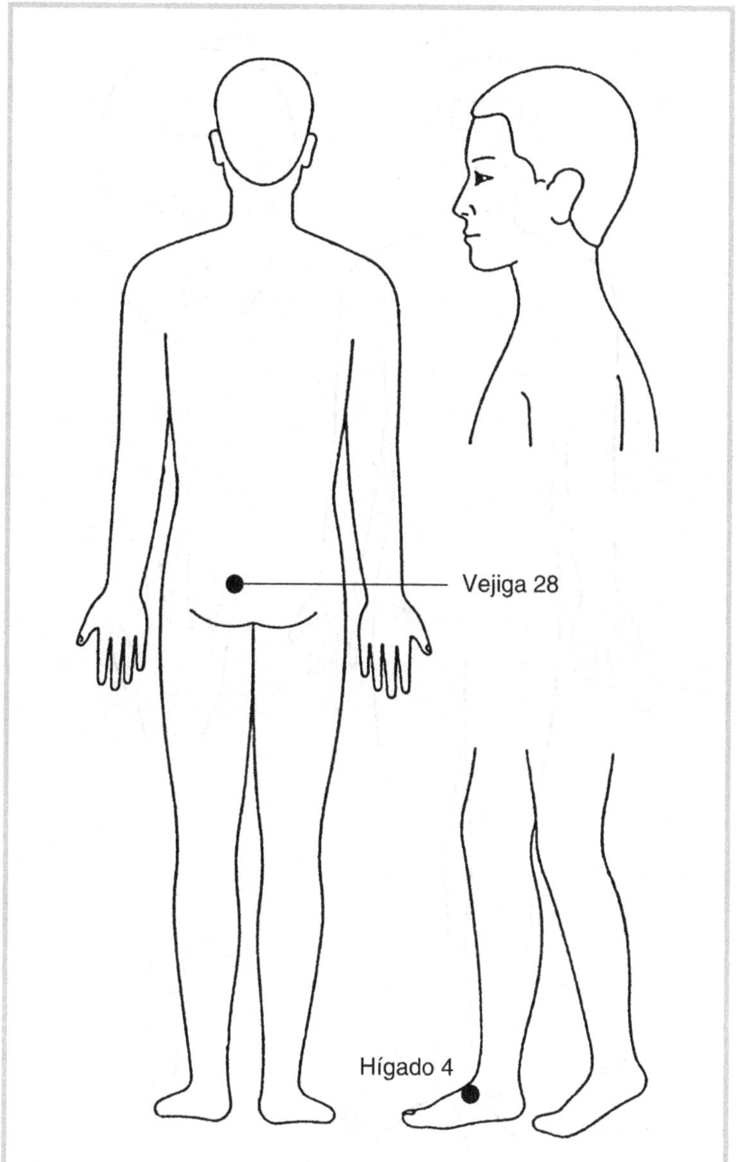
Vejiga 28
Hígado 4

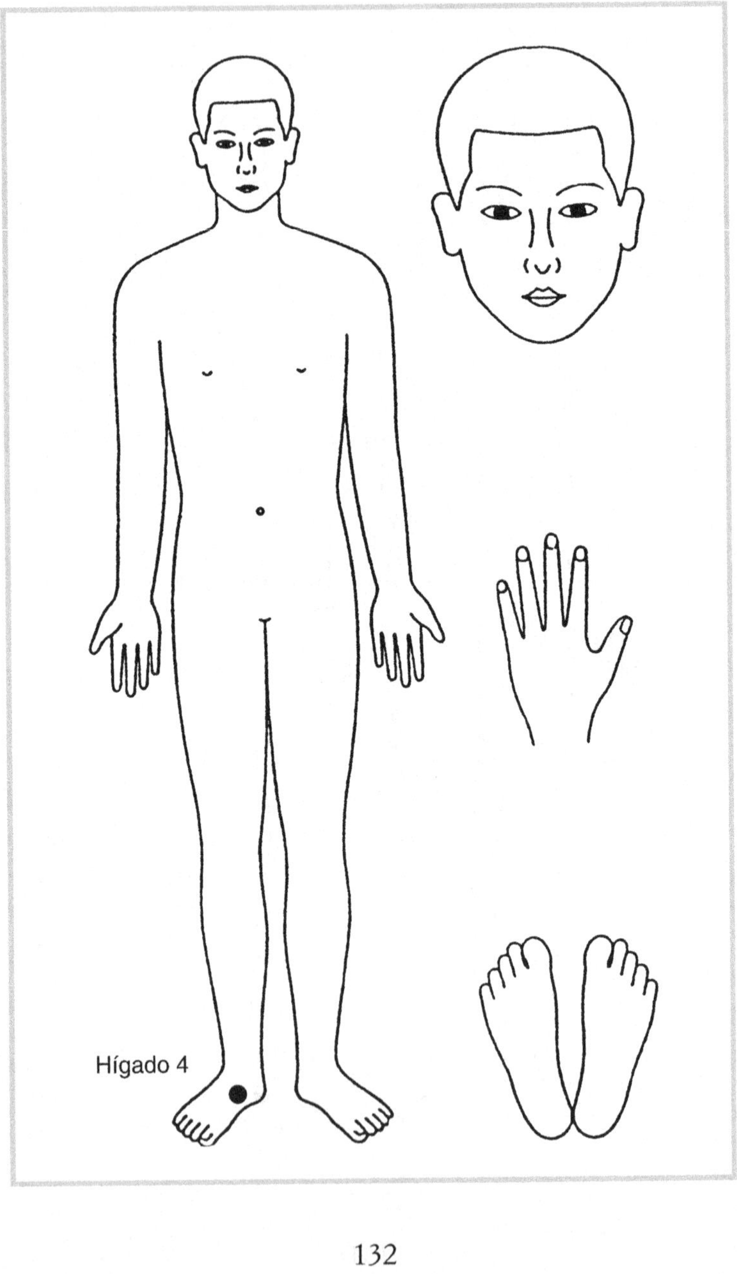
Hígado 4

en las vías urinarias. Se sitúa en toda la parte inferior de la espalda, a ambos lados de la columna vertebral, a la altura de la articulación entre el sacro y el hueso iliaco. Es eficaz al comienzo de la afección.

Un análisis más preciso del síntoma lleva a pensar que sobreviene en un contexto de insatisfacción sexual, a no ser que se repita, y por una falta de defensas de la mucosa de la uretra.

En esta doble hipótesis, el punto más indicado es el punto del hígado 4 (punto situado en la parte interior del empeine), que deberá ser estimulado repetidamente por el acupuntor.

• *Psicología:* los partidarios de la psicosomatología sostienen un punto de vista similar, atribuyendo las cistitis reiterativas a una forma de «acidez» femenina, especialmente en las mujeres que sufren por la falta de maternidad o de pareja.

• *Probabilidades de éxito con la acupuntura = 60 %*

Menstruaciones dolorosas

Los médicos han otorgado a este síntoma bastante común el bárbaro nombre de «dismenorrea». Este término designa el dolor pelviano y lumbar que acompaña o precede a la menstruación. El dolor es de intensidad variable —desde una simple molestia a un verdadero sufrimiento que obliga a la mujer a guardar cama— y adopta la forma de calambres o de una pesadez sorda. El trastorno se inscribe en un contexto de congestión pélvica que repercute en las piernas (pesadas), el cráneo (doloroso), los senos (hinchados y sensibles), el humor (irritable) y el sueño (perturbado).

El examen ginecológico deberá eliminar un origen mecánico (estenosis del cuello uterino), lesivo (pólipos) o infeccioso.

• En ausencia de una causa orgánica, el tratamiento incluye antiinflamatorios (Saldeva®) para calmar el dolor, y progestágenos de síntesis (Primolut Nor®, Progevera® o Duphaston®) durante los quince últimos días del ciclo con el fin de compensar la insuficiencia de progesterona, insuficiencia ligada a la dismerronea.

La homeopatía recurre habitualmente a la *Chamomilla,* como remedio básico, y a la *Colocynthis,* para el dolor.

• El condicionamiento cultural desempeña un papel importante, hasta el punto de que se ha llegado a plantear la hipótesis de una propensión hereditaria a la dismenorrea. De hecho, no se trataría de una factor hereditario biológico, sino sobre todo de un sufrimiento y un temor que pasa de generación en generación del tipo: «Hija mía, tu abuela se encontraba mal cada mes, igual que yo. Tendrás que acostumbrarte».

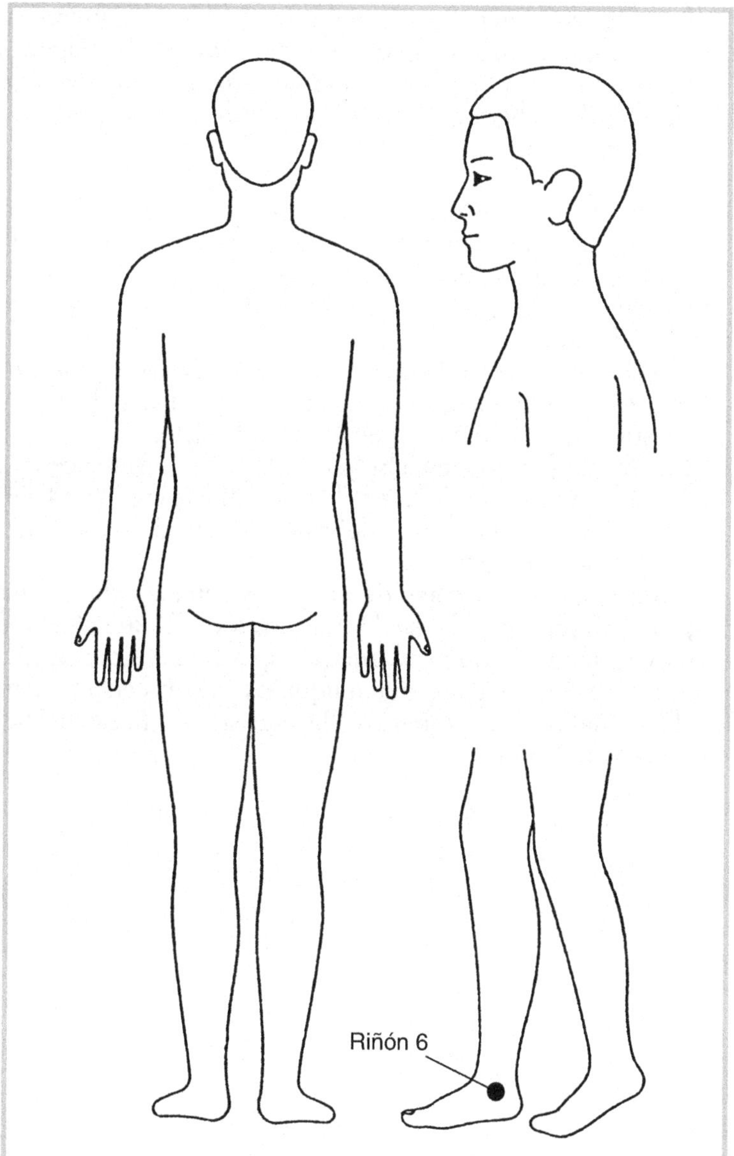
Riñón 6

La menstruación o regla, como este último término indica, tiene un carácter imperioso que puede comportar en algunas mujeres una connotación punitiva: se sangra, se pierde algo, es similar a una herida, la mujer no puede ser tocada ni deseada, es impura, etc.

• La medicina china afirma este carácter imperativo (¡pero no neurótico!) del trastorno asignando a cada etapa de la vida genital un múltiplo del 7 (el 8 es la cifra del hombre), de modo que 2 veces 7 años = la pubertad; 7 veces 7 años = la menopausia, etc.

Si el hecho de tener la menstruación se vive como un problema, es posible que aparezcan manifestaciones dolorosas y congestivas que se irán repitiendo en cada ciclo.

Puede romperse este ciclo «infernal» si se restablece una recirculación correcta del yin pelviano. Ello se consigue fácilmente estimulando el punto del riñón 6, situado bajo el maléolo interno del tobillo.

Nótese que el meridiano del riñón rige, en la medicina china, todo el conjunto del suelo pélvico, todo lo que afecta al agua y la sangre (que es lo que se espera encontrar en una concavidad donde se acumulan líquidos) y, consecuentemente, la sexualidad, el embarazo, la recreación incesante del hombre y de la mujer.

• *Probabilidades de éxito con la acupuntura = 80 %*

Vómitos en la mujer embarazada

Se piensa que alrededor del 50 % de las mujeres embarazadas tienen náuseas y vómitos en el primer trimestre del embarazo. Esta proporción aumenta considerablemente en el caso de los embarazos en los que se esperan gemelos.

Esta frecuencia, en ausencia de otras posibles causas de vómitos que deben tenerse en cuenta (apendicitis, hernia hiatal), se explica por la secreción de gonadotrofinas (hormonas que favorecen la gestación en la mujer) por parte del óvulo en desarrollo, de tal modo que las náuseas y los vómitos se consideran uno de los signos más seguros de un principio de embarazo.

Suelen ser moderados, generalmente matinales, y sobrevienen espontáneamente, a menudo después de la ingesta de alimentos y acompañados de oliguria (volumen urinario reducido) y estreñimiento.

En algunos casos extremadamente poco frecuentes (un 1 % de los embarazos), los vómitos adquieren un carácter grave e incontrolable, comportando desnutrición y deshidratación.

- Habitualmente, los vómitos de la mujer encinta se atenúan con el reposo, el aislamiento, una dieta hídrica y un poco de metoclopramida (Primperan®).

- Según los chinos, el embarazo hace que la energía y la sangre de todo el organismo se concentren en la matriz uterina («gran sobre»), con el fin de asegurar la nutrición del embrión, en primer lugar, y después del feto. Corresponde, según Kespi, a un movimiento considerable de repliegue de todo el organismo hacia el yin, hacia el interior y la parte más

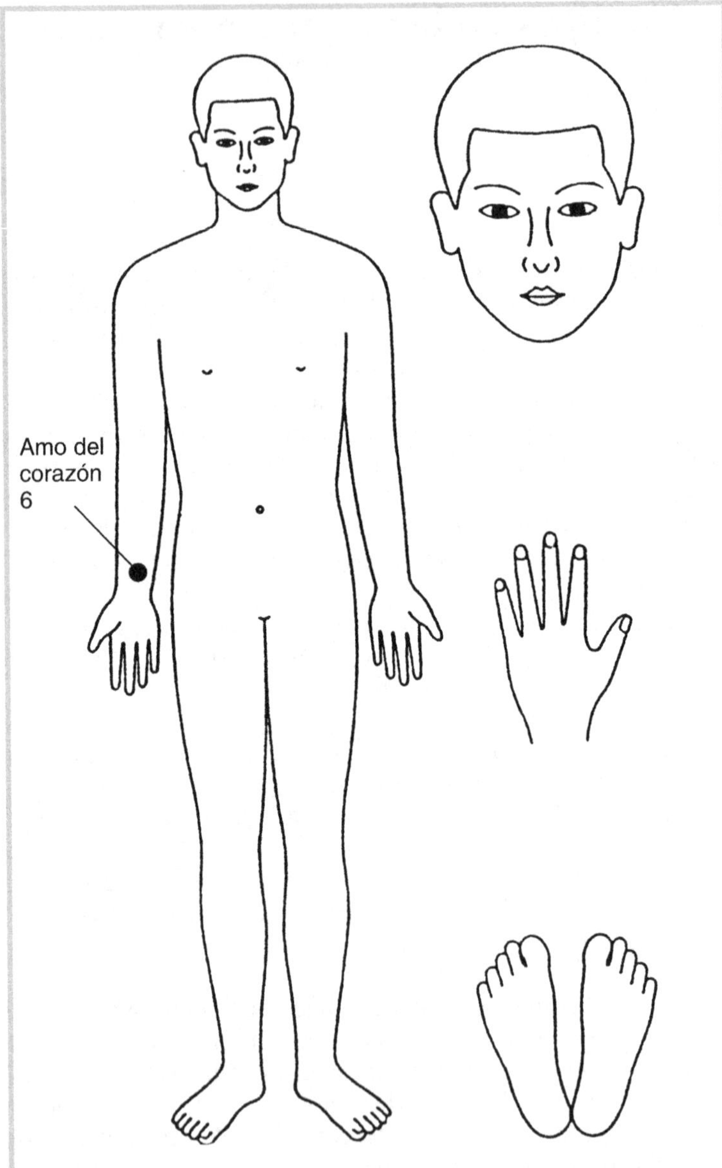
Amo del
corazón
6

profunda de la mujer. Su duración es de 280 días, la multiplicación por 10 de los 28 días del ciclo menstrual (lunar), lo cual significa que se ha pasado de la potencialidad a la realización.

La medicina china denomina los vómitos de la mujer embarazada «aversión y bloqueo» del embarazo, explicándolos por la perturbación de la función de bajada de los sólidos transmitidos al estómago. En el origen de este problema de la función descendente y digestiva se encuentra tal vez la perturbación de uno o varios de los cinco sentidos (miedo, alegría, cólera, tristeza, preocupación).

• *Psicología:* las mujeres embarazadas que sufren de muchos vómitos muestran a menudo un estado conflictivo entre el deseo consciente de su embarazo y el rechazo inconsciente.

En la práctica, el punto maestro del corazón 6, situado algunos centímetros por encima del pliegue de la flexión anterior del puño, reduce considerablemente los vómitos.

• *Probabilidades de éxito con la acupuntura = 80 %*

Parto difícil

En este punto excluiremos las distocias (distocia = parto difícil) mecánicas —provocadas por la pelvis achatada o asimétrica, por presentación inhabitual del niño (de nalgas, de hombro)— y todas las anomalías relacionadas con la cesárea.

Aparte de estos problemas de tipo mecánico, el parto difícil es habitualmente una consecuencia de problemas en la contractilidad uterina y en la dilatación del cuello del útero.

El *primer caso* está representado por la inercia uterina, que a menudo se encuentra en el caso de la multípara (mujer que ya ha tenido por lo menos un embarazo): las fibras del útero no tienen suficiente fuerza de contracción, por lo que este tipo de parto recibe el nombre de «con el mínimo empuje». La ayuda externa suele reducirse a la ruptura de las membranas completada por un oxitócico menor.

El *segundo caso* es el opuesto al anterior: las contracciones son demasiado intensas o seguidas. Se trata del parto por «exceso de fuerza», que siempre es posible en el caso de una primípara (mujer que da a luz por primera vez). El cuello uterino se hincha y después se endurece, impidiendo así la dilatación. La ayuda consiste entonces en:

— la ruptura artificial de las membranas;
— la administración de antiespasmódicos;
— tal vez la administración de un analgésico de larga duración.

La evolución es generalmente favorable. Recordemos que el desarrollo del parto debe ser regular; habitualmente dura de 6 a 8 horas en el caso de una multípara y de 8 a 12 horas, en el caso de una primípara.

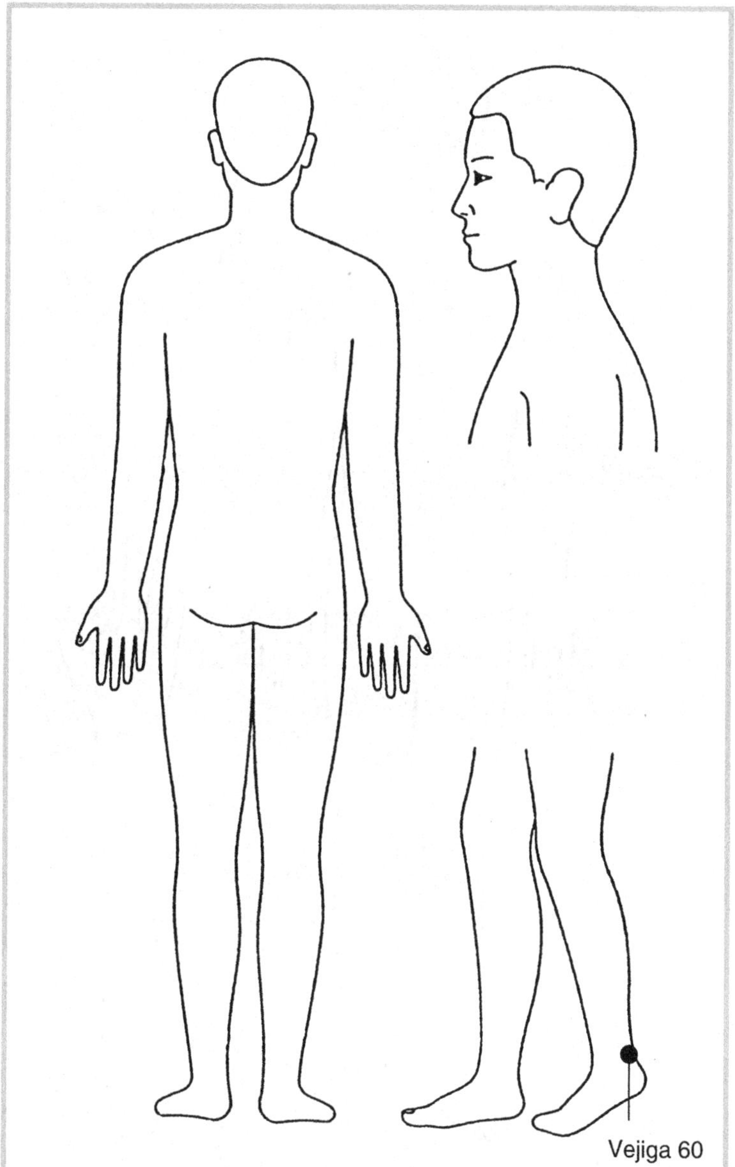
Vejiga 60

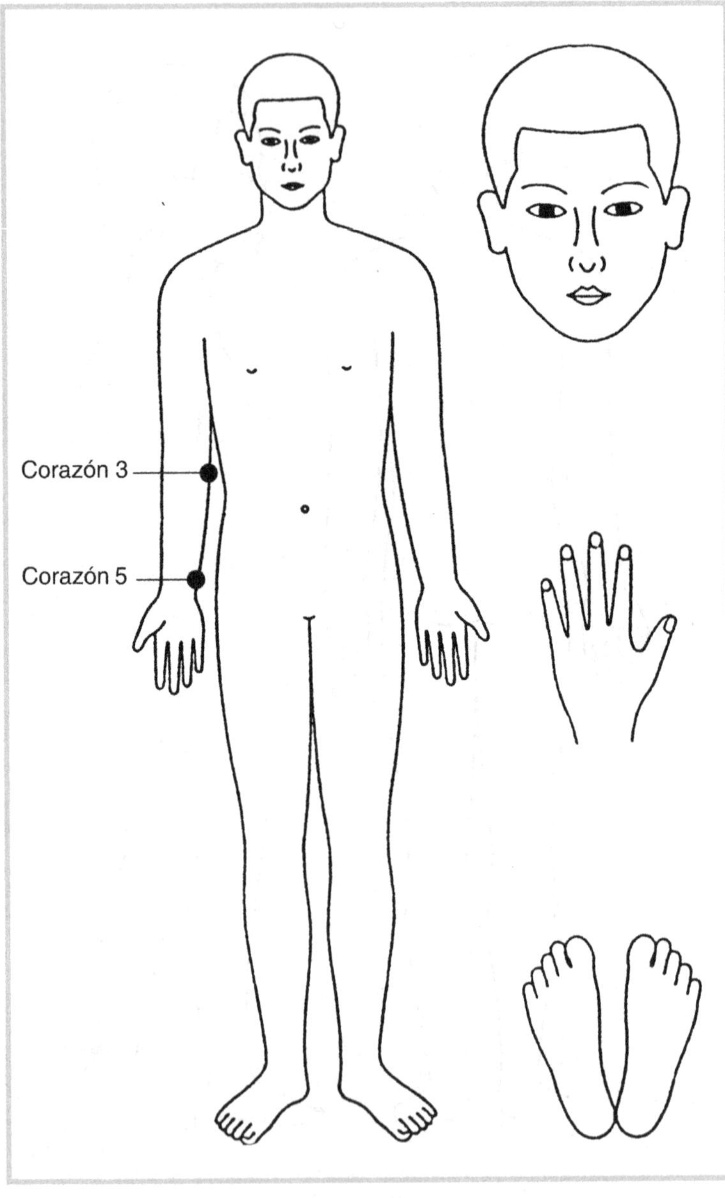
Corazón 3
Corazón 5

• La acupuntura puede resultar muy valiosa en todas las etapas del parto. El hecho de dar a luz es interpretado como la ruptura del inestable equilibrio entre la energía y la sangre inducido por el embarazo: el yang persigue el exceso de yin provocado por este estado, el *qi* (la energía) empuja la sangre y se abre la «puerta del útero».

El contexto psicológico es a menudo esencial. La intervención del acupuntor en la tensión emocional de la mujer puede resultar decisiva. En caso de tensión, son muy indicados los puntos del corazón 5 y 3.

Los dos casos que acabamos de describir responden extraordinariamente bien a la acupuntura.

Si hay un defecto de contractilidad uterina, da buenos resultados estimular el punto del intestino grueso 4, punto maestro de la energía que ya hemos encontrado anteriormente, situado en un pequeño hueco entre el pulgar y el índice, sobre el dorso de la mano.

Si hay exceso de contractilidad, se recurrirá al punto de la vesícula 60, situado detrás del maléolo externo del tobillo. Añadamos que este punto proporciona a la región lumbar flexibilidad y vigor, y quita rigidez a los tendones; también se cree que hace que el niño venga más deprisa.

• *Probabilidades de éxito con la acupuntura = 80 %*

Dependencia del tabaco

La nicotina es la sustancia que crea la dependencia al tabaco. Este alcaloide, al que Nicot dio el nombre, estimula la descarga de adrenalina y, a partir de ahí, la frecuencia cardiaca, el tono vascular, y el nivel de atención y rendimiento intelectual. De aquí proceden el éxito del cigarrillo y la dependencia a que conduce. La nicotina reduce también el apetito, lo que aumenta el riesgo de un aumento de peso al dejar el hábito. Además de la nicotina, el tabaco contiene óxido de carbono, que empobrece el aprovisionamiento de oxígeno de los tejidos (causa de problemas en la práctica deportiva), sustancias irritantes para las mucosas de los bronquios y digestivas y, finalmente, sustancias cancerígenas.

En la práctica, la deshabituación resulta difícil, no sólo por la dependencia física, sino también por el importante papel que el uso del tabaco ha desempeñado en nuestros comportamientos diarios. Se dice que equivale a autonomía, afirmación de uno mismo o reconocimiento social. En efecto, colabora en la extroversión y la sociabilidad. Además de estos factores, cabe añadir que la publicidad hecha hasta el momento en torno al tabaco es responsable de que el abandono del hábito, a menudo una opción individual, aparezca como el fruto de una reflexión, de una toma de conciencia de la dependencia del fumador y de los riesgos que esta comporta.

Recordemos algunas cifras; en Francia el número de muertes por tabaco es tres veces mayor que el de accidentes en carretera. La inmensa mayoría de los 40.000 cánceres de pulmón, más de la mitad de las 80.000 muertes por bronquitis crónica y la cuarta parte de los infartos de miocardio pueden imputarse al tabaco, es decir, cerca de 60.000 muertes al año.

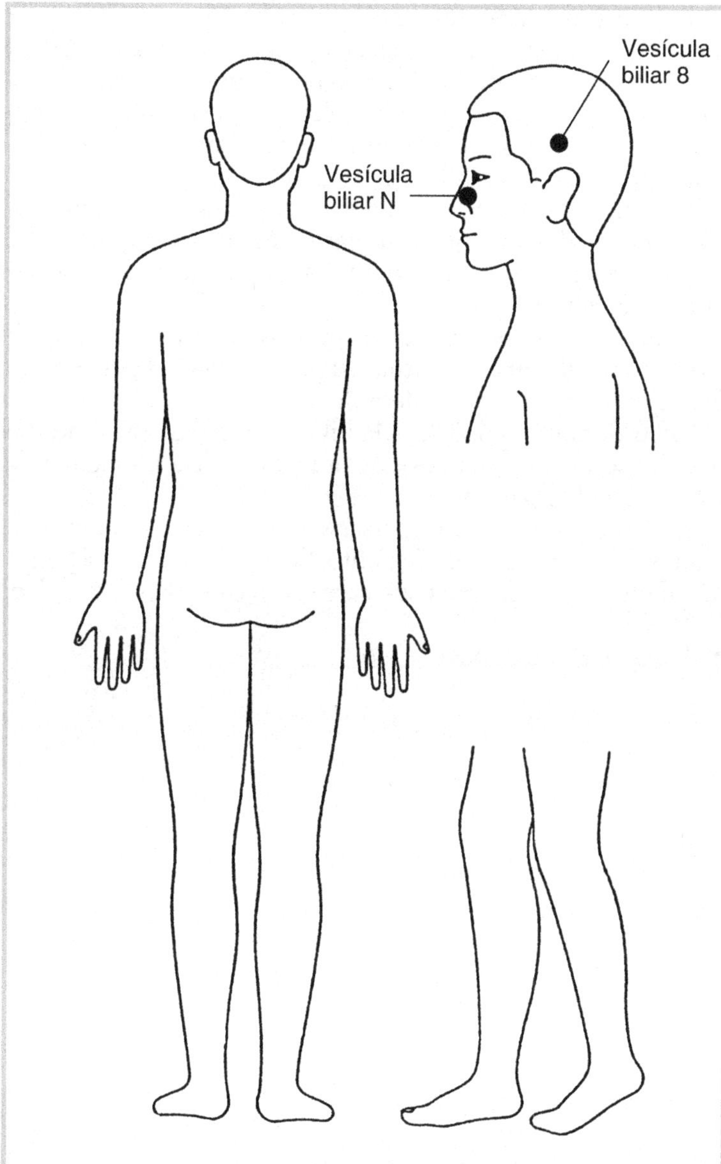
Vesícula
biliar 8
Vesícula
biliar N

- Las dosis decrecientes de nicotina pueden ayudar al proceso de deshabituación. Este es el principio de las «nicorettes» y, más recientemente, de los parches antitabaco, pero ¡atención!, son totalmente incompatibles con el consumo de cigarrillos, puesto que en caso contrario duplican su nocividad.

- La acupuntura asegura un 50 % del trabajo de desintoxicación al fumador que quiera dejar el hábito. ¿De qué modo? Desnaturalizando el sabor del tabaco y reduciendo la sensación de carencia.

Para este caso se utilizan los puntos de la vesícula biliar 8 y de la vesícula biliar N, situados por encima del pabellón de la oreja y en medio de la aleta de la nariz.

Recordemos que la vesícula biliar y su órgano asociado, el hígado, son los «generales» de la lucha contra los elementos tóxicos en el organismo.

En la práctica, pueden utilizarse también ciertos puntos sedantes o que disminuyen el apetito. Serán bienvenidos si permiten al fumador abandonar su «carcelero» con relativa facilidad.

- *Probabilidades de éxito con la acupuntura = 50 %*

Bulimia

Este «hambre de buey», retomando el origen etimológico de la palabra *bulimia,* responde a un desorden del comportamiento, de origen psicológico en la inmensa mayoría de los casos. Exceptuando el aumento puramente cuantitativo del apetito que presentan algunos diabéticos —se habla entonces de «polifagia»— no se ha encontrado en la bulimia un origen orgánico. ¿Por qué se utiliza la expresión «hambre de buey»? ¿Es porque este animal representaba el símbolo de la nutrición en la mayor parte de las tradiciones antiguas, como atestiguan las vacas sagradas que encontramos incluso hoy en día en la India? En todos los casos se trata de algunos niños, adolescentes o adultos, generalmente mujeres, que se alimentan de modo compulsivo y devorador, absorbiendo todo lo que les cae a su alcance, por lo general a escondidas y con un profundo sentimiento de culpabilidad. Por este motivo, muchas de estas personas se provocan el vómito inmediatamente después de la ingestión de alimentos.

El origen de este problema es difícil de determinar. Es evidente que existe una necesidad de llenarse, de colmarse para fijarse al suelo, a la tierra: una necesidad de rodearse de carne para protegerse, para estar fuerte en el caso del niño, para no resultar atractiva en el caso de las niñas (temor a las miradas de los chicos y a la sexualidad). Una necesidad, sobre todo, de colmar una carencia inconmensurable, un vacío, un abismo interior vertiginoso.

La relación con la madre se ha vinculado con este trastorno. Se trata de una madre que tiende a mantener a su hijo o hija a su vera, a mantenerlos distanciados del mundo de los adultos, de la independencia. Desde la más tierna edad del niño, algu-

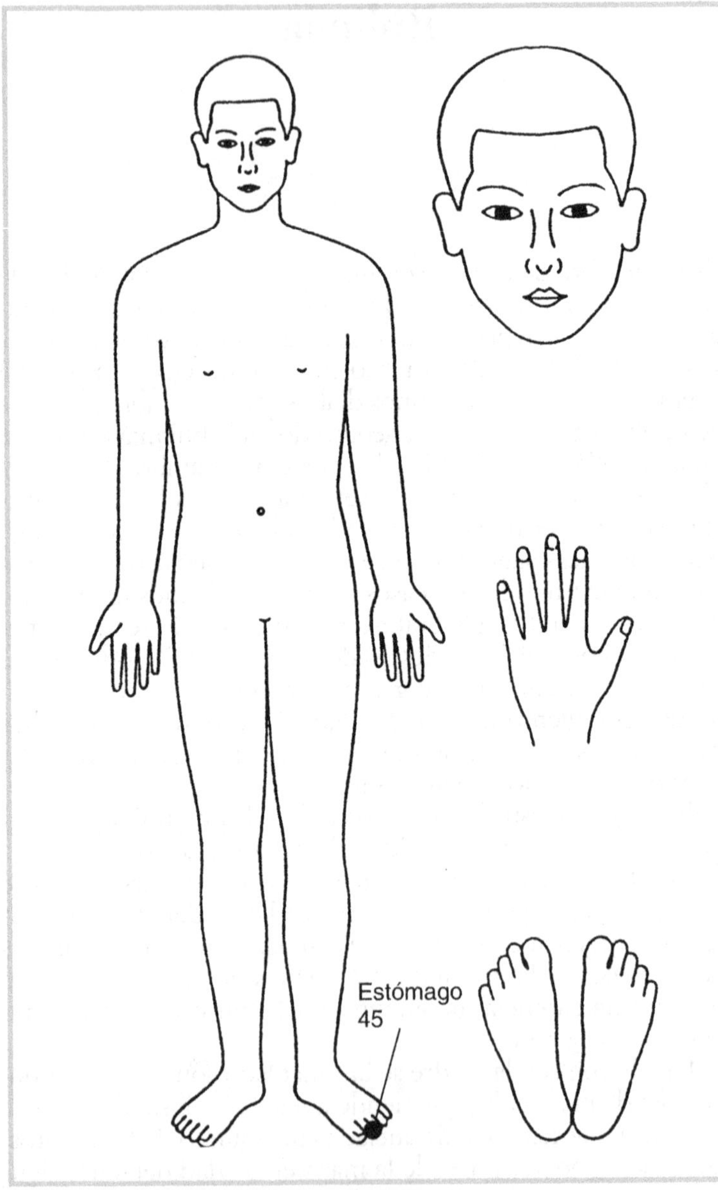
Estómago
45

nas madres lo alimentan cada vez que llora, no pudiendo ni queriendo imaginar que tenga otras necesidades.

La bulimia puede entonces compararse con una perversión oral, una toxicomanía sin droga.

• Resulta evidente en este contexto que la prescripción de un «régimen» alimenticio, se trate del que se trate, es a todas luces insuficiente. La persona bulímica deberá buscar, a menudo con la ayuda de un psicoterapeuta, los orígenes de su sufrimiento y su necesidad de protección.

• Los chinos atribuyen esta patología de la protección a un problema de la entraña del estómago, «ministro del grano y de las granjas», evocándose los conceptos de la alimentación, el hambre, el apetito de materia sólida. Al punto de dispersión de la entraña, E 45, en el ángulo ungular externo del segundo dedo del pie, se le atribuyen los distintos aspectos del problema de la protección primaria de la persona:

— reacciones nerviosas exageradas;
— sobresalto ante los ruidos súbitos;
— pesadillas y sueños incesantes;
— odio hacia las casas de los otros;
— hambre excesiva, no pudiendo parar de comer.

Añadamos que el nombre del punto en cuestión, «pago cruel», resume perfectamente lo que sabemos acerca del calvario de una persona bulímica.

• *Probabilidades de éxito con la acupuntura = 60 %*

Punto de las geishas (fatiga sexual)

Los términos utilizados por la medicina occidental a propósito de los problemas de la sexualidad, tanto en el caso de la mujer (frigidez) como en el caso del hombre (impotencia), generalmente no sirven para describir con exactitud los matices de las situaciones concretas.

En efecto, son raros los casos donde la mujer o el hombre no experimentan deseo, ni erección ni orgasmo. Si se trata ciertamente de ello, deberá buscarse una causa orgánica (neurológica, vascular o endocrina), una intoxicación que ya viene de lejos (alcohol o tabaco) o la adicción a ciertos calmantes. Lo que describimos bajo el término un tanto impreciso de «fatiga sexual» responde a una disminución pasajera de las necesidades, las ganas o el placer.

Ciertas situaciones ansiógenas (pérdida de un trabajo, enfermedad de un niño, conflicto familiar o dudas sobre la fidelidad de la pareja) son susceptibles de reducir de manera más o menos perdurable el deseo o el despliegue de la sexualidad. Podemos aceptarlo, pero los pacientes que acuden a una consulta, o bien no lo aceptan o bien no comprenden el problema.

• La medicina china describe el acto sexual como un matrimonio: el matrimonio del yin y el yang, del agua y el fuego. La mujer es tradicionalmente más lenta para motivarse, por lo que se aconseja al compañero masculino «ahorrar su semilla» el máximo tiempo posible para adaptarse al ritmo de la mujer y «aprovechar» el placer de ella, más que satisfacer su deseo a toda costa.

En efecto, los chinos consideran que la mujer libera una gran cantidad de energía «celeste», siempre que esta se sepa

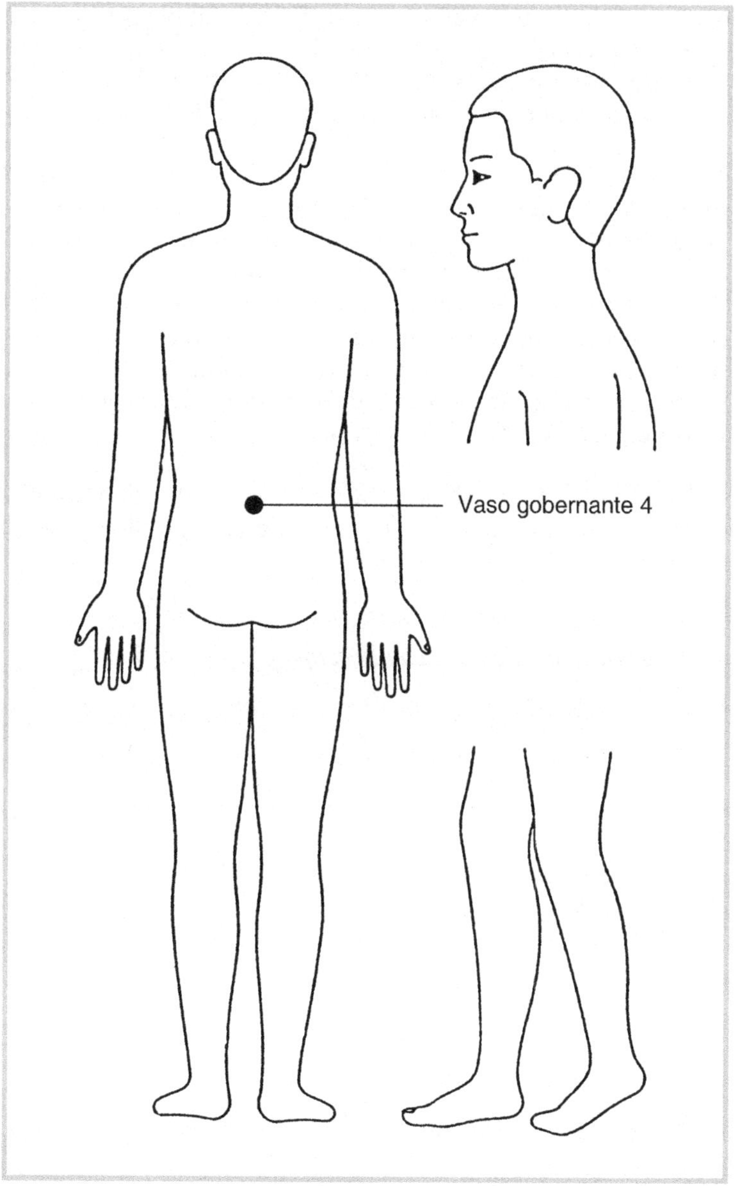
Vaso gobernante 4

originar y finalizar; y van todavía más lejos, al pensar que una sexualidad bien conducida tiene el poder de curar cierto número de enfermedades, tanto físicas como mentales.

La víscera que controla la fuerza sexual, la reserva de impulso, la habilidad de crear y de «estar dispuesto», es el *riñón.* Nótese que el riñón «oriental» representa bastante más que el riñón «occidental», pues contiene todo lo que navega entre, por encima y por debajo de los riñones, es decir, entre otras cosas, las glándulas suprarrenales y las genitales.

El punto llamado «de las geishas», del vaso gobernante 4 *(Ming Men)* responde a esta situación, puesto que se encuentra entre la segunda y la tercera vértebra lumbar. Se trata de un punto muy «valioso» que debe manipularse con ciencia y prudencia.

- El recurso de la psicoterapia —individual o de pareja— puede ser tal vez una elección adecuada. El diálogo con el compañero, sea cual sea la gravedad de la crisis, es a menudo provechoso.

- *Probabilidades de éxito con la acupuntura = 60 %*

La estética

Hace mucho tiempo que los chinos explotan la acción de la acupuntura con fines estéticos, aunque este aspecto se conoce poco en Occidente. El principio es simple: consiste en utilizar las propiedades estimulantes de ciertos puntos de acupuntura de la musculatura de la cara, puesto que el rostro constituye el objetivo principal de este método.

Los puntos del rostro son numerosos, y no se trata de estimularlos sistemáticamente ni a ciegas. No obstante, la asociación armoniosa de una docena de puntos simétricos y de cuatro o cinco puntos medianos permite obtener un efecto de tonificación de la musculatura subyacente a la dermis y, como resultado, un reafirmamiento de esta última y un aspecto de la piel más bonito.

Recordemos que hay muchos músculos que participan en la expresión del rostro. He aquí los principales:

— cuadrado del mentón;
— triangular de los labios;
— buccinador;
— orbicular de los labios;
— cigomático pequeño;
— cigomático grande;
— elevador propio del labio superior;
— elevador común del labio superior y la aleta de la nariz;
— transversal de la nariz;
— mirtiforme;
— piramidal;
— orbicular de los párpados;
— frontal.

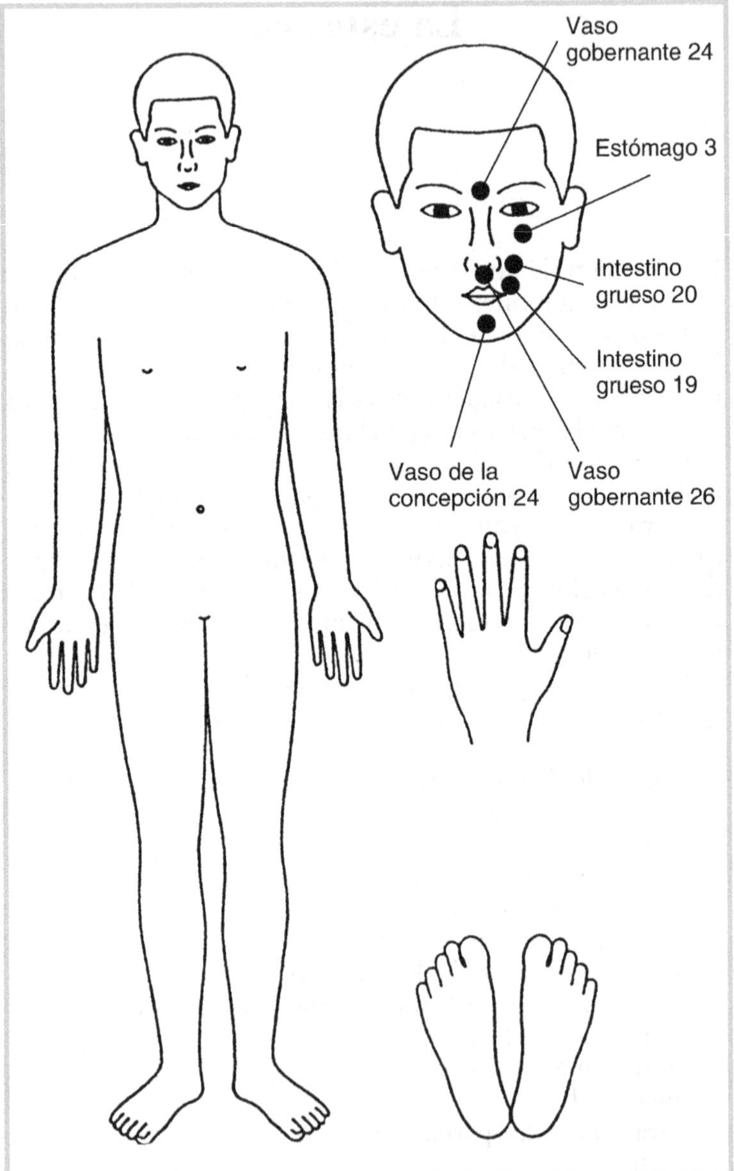
Vaso
gobernante 24
Estómago 3
Intestino
grueso 20
Intestino
grueso 19
Vaso de la
concepción 24
Vaso
gobernante 26

Respecto a las arrugas, algunas de ellas son estructurales (surcos nasogénicos, nasolabial, mentolabial), mientras que otras surgen por el desequilibrio entre un músculo y su antagonista, más comúnmente como resultado de conflictos psicológicos (arrugas en la frente, patas de gallo, arrugas alrededor de la boca).

• La utilización de la acupuntura puede ser muy adecuada para todas estas arrugas adquiridas. Su eficacia se evidencia al repetirse la estimulación.

Entre los puntos más destacados en el ámbito de la estética del rostro podemos citar los siguientes:

— intestino grueso 20, en el ángulo de la nariz;
— intestino grueso 19, en la base de la nariz;
— estómago 3, bajo el pómulo;
— vaso gobernante 26, en la base del canal nasolabial;
— vaso de la concepción 24, situado en el pliegue horizontal del mentón;
— vaso gobernante 24, en medio del espacio intercilial (entrecejo).

Estos puntos pueden asociarse con algunos puntos de las extremidades, con lo que se dobla la eficacia. La acupuntura estética puede tenerse en cuenta a cualquier edad a partir de la pubertad. En el caso de la mujer en la fase de actividad sexual, los primeros días que suceden a la menstruación constituyen el momento óptimo de estimulación.

• *Probabilidades de éxito con la acupuntura = 70 %*

El niño

La acupuntura puede prestar notables servicios en pediatría si se aplica con prudencia y suavidad, ofreciéndole al niño explicaciones comprensibles. El problema de la aceptación de las agujas aparece cuando el niño tiene menos de seis o siete años. Incluso si el niño parece dócil, el reflejo de rechazo es a menudo irreprimible en el momento de poner las agujas. Esto conduce a pensar que el término «edad de la razón» tiene un sentido y que, a partir de los seis o siete años, el niño ya puede controlar sus reacciones. Es preferible una conversación con el médico que otro tipo de situación.

Un niño no es un adulto en miniatura. Posee una fisiología propia, caracterizada por una gran velocidad de transformación y maduración, que tiende a reducirse con la edad. Para expresar esta capacidad de mutación, los chinos dicen que el niño pequeño parece «yang puro». El niño se caracteriza igualmente por la relativa inmadurez de sus sistemas de defensa, lo que lo expone a las agresiones de lo «perverso» (viento, frío, calor, humedad y sequedad). Además, el niño no siempre controla la alimentación, lo que conlleva el riesgo de afecciones internas debidas a intoxicaciones, sobrecargas o insuficiencias alimentarias.

Toda afección del niño en sus comienzos puede beneficiarse de un tratamiento por acupuntura, tanto si se trata de una afección de las vías aéreas o digestivas como de una enfermedad cutánea. No obstante, en Occidente es raro recurrir a un acupuntor en estos casos.

• En pediatría, la acupuntura encuentra su mejor lugar en las siguientes indicaciones:

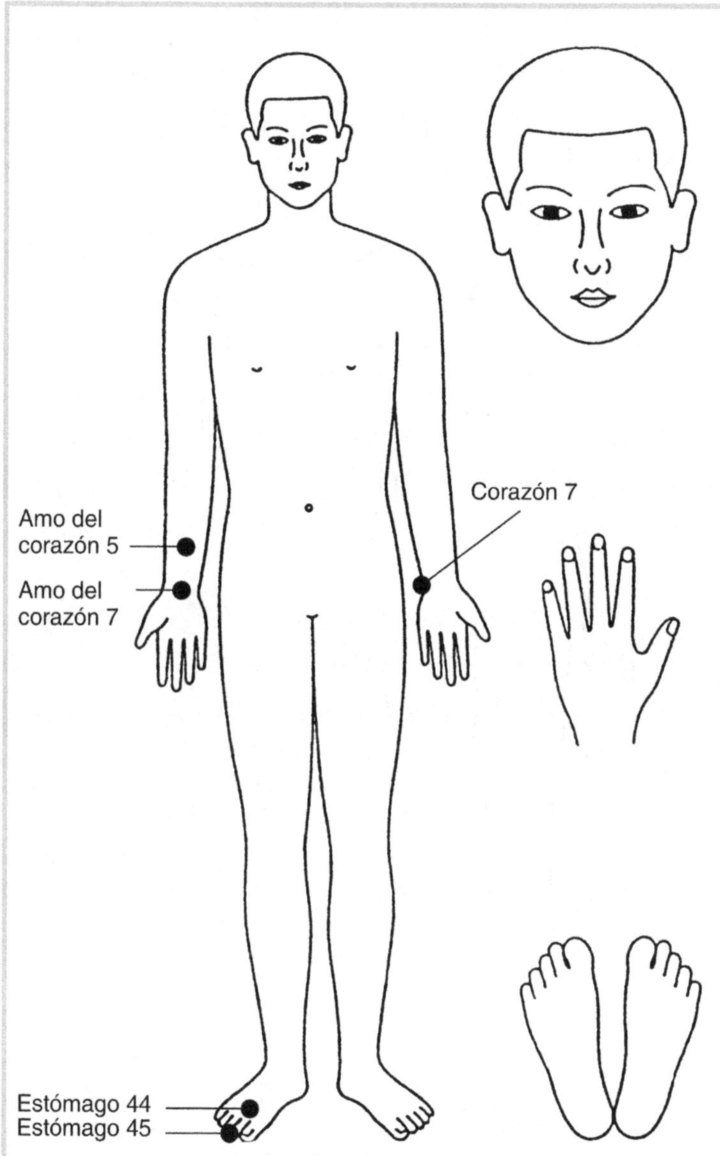
Corazón 7
Amo del corazón 5
Amo del corazón 7
Estómago 44
Estómago 45

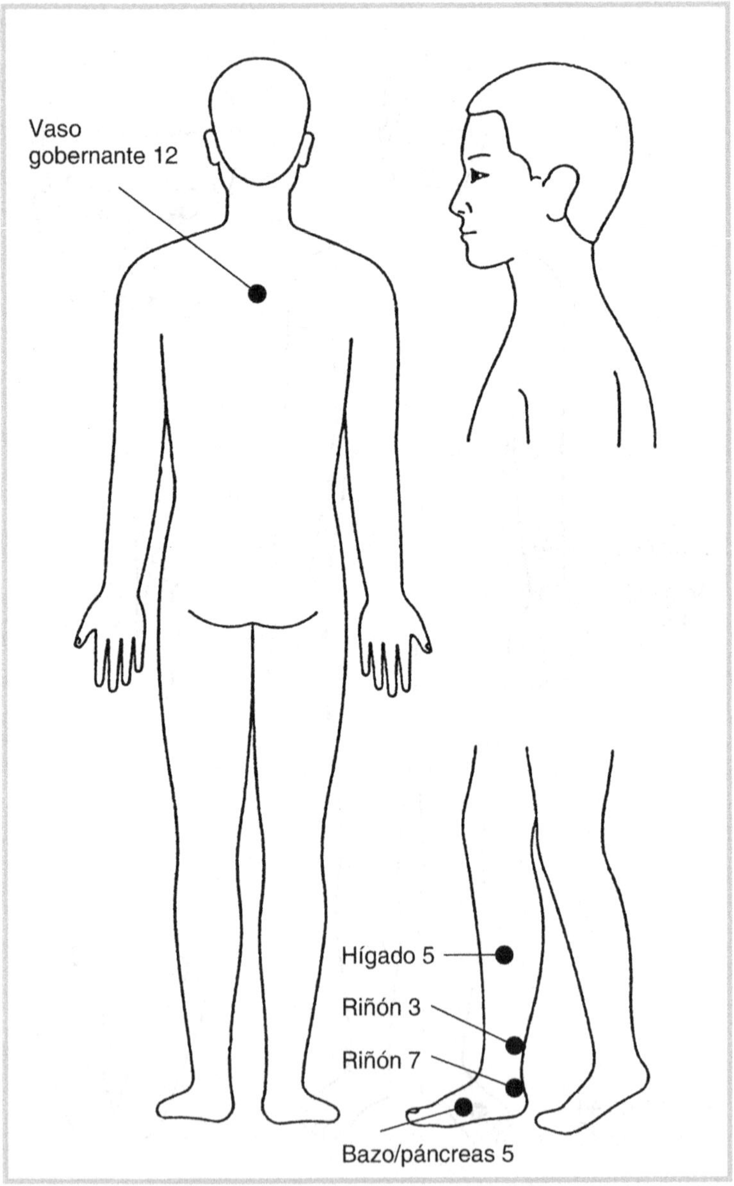
Vaso
gobernante 12
Hígado 5
Riñón 3
Riñón 7
Bazo/páncreas 5

— convulsiones, palpitaciones y temblores que evidencian un problema del corazón y del amo del corazón. Se tratan en los puntos MC 7 y C 7, situados ambos en el pliegue de flexión anterior del puño;
— los problemas del sueño pueden corregirse en los mismos puntos, a los que se asocian los puntos del estómago 44 y 45 (segundo dedo del pie) en los casos de pesadillas;
— la enuresis (pipí en la cama) indica que el yang de los riñones es insuficiente, insuficiencia a menudo ligada a una plenitud de bazo/páncreas (dependencia materna excesiva). Resultará útil estimular los puntos del riñón 7 y riñón 3 (debajo y detrás del maléolo interno del tobillo) y dispersar el bazo/páncreas 5 (en la parte anterior de este mismo maléolo);
— los problemas del humor (irritabilidad o agresividad), frecuentes en la adolescencia o incluso antes, dependen del punto del vaso gobernante 12, situado bajo la tercera vértebra torácica;
— las manifestaciones alérgicas se atribuyen a la insuficiencia del hígado, «general en jefe de las defensas del organismo». Se estimulará el hígado 5, en el interior de la cresta tibial, en el tercio inferior de la pierna.

- *Probabilidades de éxito con la acupuntura = 75 %*

Made in the USA
Monee, IL
19 October 2026

66039178R00089